ENFERMEDADES INFECCIOSAS
Tomo 1

ENFERMEDADES INFECCIOSAS Tomo 1
Cristhian Quinaluisa, Andrea Castillo, Jair Albán
Heidi Fernández, Mateo Sánchez, Edwin Boada
Danny Trujillo, Daniela Caicedo, Katherine Campaña
Erika Pazmiño

IMPORTANTE

La información aquí presentada no pretende sustituir el consejo profesional en situaciones de crisis o emergencia.
Para el diagnóstico y manejo de alguna condición particular es recomendable consultar un profesional acreditado.
Cada uno de los artículos aquí recopilados son de exclusiva responsabilidad de sus autores.

2020 Bold Publisher
Diseño de Portada:
ISBN Tomo 1:
ISBN Tomo 2:
Impreso en Ecuador - Printed in Ecuador
Cualquier forma de reproducción, distribución, comunicación pública o transformación de esta obra solo puede ser realizada con la autorización de sus titulares, salvo excepción prevista por la ley.

Prólogo

El presente libro que tengo el honor de presentar, nace del esfuerzo y dedicación de un amplio grupo de médicos, que han sabido responder con ilusión y madurez científica al reto que se planteó cuando iniciamos este proyecto.

La experiencia del grupo de profesionales que ha participado en el proceso de elaboración de la obra y la evidencia científica que incluye cada uno de los capítulos permiten afrontar con garantías los posibles episodios de enfermedades infecciosas que se presenten en sus lugares habituales de práctica profesional.

El contenido del libro es, por tanto, amplio y variado. En ellos encontraras información completa y actualizada con la que responder a muchas de las cuestiones que surgen en la práctica clínica diaria. Es un texto de consulta pero también de lectura pausada que facilita nuestra permanente puesta al día y permiten, a su vez, la aplicación, por parte de los profesionales sanitarios, del conocimiento en la práctica asistencial de forma inmediata. Nace desde la humildad científica pero con voluntad de perfeccionamiento.

Dr. Cristhian Quinaluisa

Agradecimiento

Como profesionales del área de la salud y teniendo a la vida misma como una importante y valiosa carga en nuestro diario ejercicio médico, ofrecemos para empezar, total gratitud al Creador de la mortalidad, que ha puesto en nuestras manos la labor de dar alivio a los enfermos.

Asimismo rendimos honor a nuestras familias como ejes formadores de quienes somos hoy en día y por potenciar en nuestra esencia el amor y el interés por el bienestar del prójimo.

Siempre gracias a los médicos que han aportado en este libro con su entereza y alto grado de conocimiento e inteligencia para lograr filtrar y resaltar la información adecuada.

Dedicatoria

La siguiente recopilación científica es una ofrenda por parte de los médicos participantes hacia el incesante deseo de los estimados colegas por abarcar y resolver las necesidades y dolencias emergentes de quienes mantienen ferviente nuestra pasión por la Medicina, los pacientes. Es un homenaje a aquellos que han aportado mediante sus descubrimientos y constancia al bienestar del pueblo en pro de mantener la vida en un estado óptimo de salud.

Es un reconocimiento al esfuerzo de cada uno de nosotros como profesionales por trascender en tiempo pero sobre todo por dejar una huella sanadora en quien así lo requiera.

ÍNDICE DE AUTORES

AUTORES

Cristhian Alexander Quinaluisa Erazo
Médico General por la Universidad Central del Ecuador
Médico Residente en Traumatología en Clínica Colonial - Quito
Auditor Médico en Omnicall Omnservice S.A.
Osteomielitis

Andrea Michelle Castillo González
Médico General por la Universidad Central del Ecuador
Médico Rural.
Osteomielitis

Jair Germánico Albán Recalde
Médico General por la Universidad Central del Ecuador
Médico en libre ejercicio.
Artritis Séptica

Heidi Ángela Fernández Barriga
Médico General por la Universidad Nacional de Chimborazo. Especialista en Medicina Interna por la Pontificia Universidad Católica del Ecuador. Especialista en Medicina Interna en Hospital de Especialidades Eugenio Espejo – Quito.
Neutropenia Febril

Mateo Sánchez Villarroel
Médico General por la Universidad Central del Ecuador
Médico Residente en Clínica Ibarra.
Endocarditis Infecciosa

Edwin David Boada Sánchez
Médico General por la Universidad Central del Ecuador
Médico en libre ejercicio.
Diverticulitis

Danny Fernando Trujillo Medina
Médico General por la Universidad Central del Ecuador
Médico en libre ejercicio
Epididimitis

Daniela Alejandra Caicedo Gallardo
Médico General por la Universidad Central del Ecuador
Médico Rural en CS Playa del Muerto
Meningitis Bacteriana Aguda En Niños

Katherine Andrea Campaña Pazuña
Médico Cirujano por la Universidad de las Américas
Médico en Hospital Básico Rafael Ruiz – Cotopaxi
Neurocisticercosis

Erika Katherine Pazmiño Alvarez
Médico General por la Universidad Central del Ecuador
Médico en libre ejercicio
Dengue

ÍNDICE

1. Osteomielitis   17
Cristhian Alexander Quinaluisa Erazo
Andrea Michelle Castillo González

2. Artritis Séptica   33
Jair Germánico Albán Recalde

3. Neutropenia Febri   49
Heidi Ángela Fernández Barriga

4. Endocarditis Infecciosa   63
Mateo Sánchez Villarroel

5. Diverticulitis   85
Edwin David Boada Sánchez

6. Epididimitis   101
Danny Fernando Trujillo Medina

7. Meningitis Bacteriana Aguda En Niños   113
Daniela Alejandra Caicedo Gallardo

8. Neurocisticercosis   129
Katherine Andrea Campaña Pazuña

9. Dengue   139
Erika Katherine Pazmiño Alvarez

CAPÍTULO 1

Osteomielitis

Autor: Dr. Cristhian Alexander Quinaluisa Erazo
Coautor: Dra. Andrea Michelle Castillo González

Osteomielitis
Definición
La osteomielitis (término propuesto por Lannelongue según del Sel) es el proceso inflamatorio de las partes medulares corticoesponjosas de los huesos, a consecuencia de una infección causada por agentes biológicos (bacterias, hongos, etc.) que los comprometen, y a los que llegan tanto por vía hemática (en general arterial) como por inoculación externa (frecuentemente por fractura expuesta) o por contigüidad (en los huesos que limitan cavidades naturales infectadas: sinusitis, mastoiditis, entre otros)(1).

Epidemiología
Se estima que el 50% de los casos aparece en menores de 5 años. Es más frecuente en niños que en niñas, con una relación 2:1. La incidencia presenta 2 picos uno durante la niñez, y otro en la adolescencia. La incidencia de osteomielitis aguda se ha reducido en niños menores de 13 años (2).

Es muy rara en adultos y si se da, es por enfermedades predisponentes, las más frecuentes en adictos a drogas vía parenteral, artritis reumática e inmunodeprimidos. Se presenta sobre todo en vértebras y a veces en diáfisis de huesos largos (3).

Se describe que el 19% de las osteomielitis son de origen hematógeno, 47% secundario a una infección por contigüidad, y 34% asociado a la insuficiencia vascular (4).

Las infecciones por inoculación directa han aumentado en las últimas décadas, probablemente por un aumento de los traumatismos de alta energía, por ejemplo los accidentes de vehículo con motor, así como por el creciente uso de dispositivos de fijación ortopédica y prótesis articulares (2).

Los huesos más frecuentemente implicados son los huesos largos, especialmente fémur y tibia (dos de cada tres casos) seguidos por húmero y pelvis; las infecciones suelen afectar a un único hueso, aunque en el periodo neonatal y las producidas por S. áureos pueden ser multifocales (4).

Etiología
La bacteria aislada con mayor frecuencia en la osteomielitis de cualquier

origen y en cualquier grupo de edad es S. aureus (tabla 1). La osteomielitis hematógena suele ser monomicrobiana. En los niños la segunda causa son los estreptococos, y en los niños menores de 1 año hay que tener en cuenta la infección por Kingella kingae, microorganismo Gram negativo colonizador habitual de la orofarínge que puede invadir la epífisis (hecho poco frecuente). En niños mayores de 10 años y adultos sanos, S. aureus es el principal microorganismo y más raramente otros como bacilos Gram negativos y estreptococos. En caso de osteomielitis múltiple, los microorganismos más frecuentes son S. aureus, Salmonella, M. tuberculosis y Cryptococcus.

Los usuarios de drogas por vía parenteral (UDVP) pueden presentar infección en cualquier hueso, incluyendo, clavículas y el pubis. En estos pacientes, puede aislarse P. aeruginosa, enterobacterias y Candida. Las fracturas abiertas también son frecuentemente polimicrobianas, casi siempre con participación de S. aureus. (5)

TABLA 1. Etiología de la osteomielitis en los distintos grupos epidemiológicos

Tipo de osteomielitis	Epidemiología	Microorganismo
Osteomielitis hematógena	Niño < 1 año	S. aureus S. agalactiae S. pyogenes E. coli Kingella kingae
	Niño de 1-10 años	S. aureus S. pyogenes Haemophilus influenzae Mycobacterium tuberculosis Bartonella henselae
	Niños > 10 años y adultos	S. aureus Otros microorganismos
	UDVP	S. aureus Pseudomonas aeruginosa Enterobacterias Candida
	Anemia de células falciformes	S. pneumoniae Salmonella
Osteomielitis por extensión de un foco séptico contiguo o por inoculación directa	Úlcera de decúbito o por isquemia vascular	Polimicrobiana con S. aureus, enterobacterias, P. aeruginosa, otros BGN no fermentadores, S. agalactiae, Enterococcus y bacterias anaerobias

Osteomielitis por extensión de un foco séptico contiguo o por inoculación directa	Infección odontógena	Eikenella corrodens Bacterias anaerobias en la orofaringe Actinomyces
	Herida punzante en la planta del pie	Pseudomonas aeruginosa
	Fractura abierta	Polimicrobiana con S. aureus, enterobacterias, BGN no fermentadores, Clostridium, Bacillus, Nocardia, Actinomyces
	Herida por mordedura	Pasteurella multocida (mordedura de animal), Eikenella corrodens (mordedura humana) y/o S. aureus o bacterias anaerobias
Osteomielitis múltiple		S. aureus, Salmonella, M. tuberculosis, Cryptococcus

BGN: bacilo Gram negativo; UDVP: usuarios de drogas por vía parenteral.
Fuente: Osteomielitis, Medicine. 2018;12(55):3262-71(5)

Fisiopatología

Los factores asociados con la patogénesis de la osteomielitis incluyen la virulencia del organismo, el estado inmune, comorbilidades del paciente, y el hueso afectado.

El microorganismo llega al hueso por diseminación hematógena, por la propagación de un foco contiguo de infección, o por una herida penetrante (6).

Cuando un microorganismo causa una inflamación aguda en el hueso, se liberan múltiples factores inflamatorios y leucocitos; los canales vasculares se obliteran por el proceso inflamatorio, aumenta la presión intraósea, se genera estasis sanguínea, y trombosis, con la subsecuente necrosis ósea. Esto se asocia a destrucción cortical, elevación del periostio, y a propagación de la infección al tejido adyacente. La infección crónica generalmente es el resultado de una infección aguda no tratada o una infección de baja virulencia que se manifiesta como extensa esclerosis ósea, o en la formación de secuestro (hueso necrótico), involucro (formación de hueso periostico alrededor del secuestro), o una fistula (2).

Staphylococcus aureus es el patógeno más común aislado este se adhiere a múltiples componentes de la matriz ósea, incluyendo fibrinógeno, fibronectina, laminina, colágeno, entre otros. Esta adhesión está mediada por las adhesinas de la superficie bacteriana, así mismo posee también múltiples formas de evadir las defensas del huésped; por ejemplo la proteína A que es un componente de la pared celular con propiedad antifagocítica (7).

El S. Aureus induce liberación de factores catabólicos tales como TNF - α, Prostaglandinas, e interleucina, que contribuyen a la osteolisis. Se ha descrito que bacterias como el S. Aureus, Staphylococcus epidermidis, estreptococos del grupo A, y Pseudomonas aeruginosa, pueden formar biopelículas que dificultan la erradicación del microorganismo. La biopelícula es una barrera física para las células fagocíticas, así como para el agente antimicrobiano, imposibilitando alcanzar el organismo (8).

Factores Predisponentes
En la literatura se decribe varios factores predisponentes que citaremos a continuación:
•Edad: se presenta con mayor frecuencia en niños, seguido de adultos mayores.
•Climáticos: presencia de frio y humedad persistentes.
•Traumáticos: Por estasis vascular tras traumatismo. Para considerarlo, debe haber un trauma antes de los 6 a 8 días.
•Higiénicos-dietéticos: Aumenta con el déficit de vitamina C y de proteínas.
•Hemoglobinopatías: Aumenta con talasemia y drepanocitosis (en este caso el germen causal casi siempre es Salmonella sp)
•Inmunitarios: Aumenta en inmunodeprimidos (Mico bacterias no tuberculosas y hongos).
•Sociales: Aumenta con el subdesarrollo.
•Vía parenteral/catéter: Uso de drogas ilícitas, adictos a drogas inyectables (asociado a uso de catéteres contaminados.
•Enfermedades crónicas: entre las que podemos destacar diabetes Mellitus e insuficiencia renal crónica, entre otras enfermedades.
•Material de osteosíntesis y/o prótesis: Puede pasar desapercibida y puede dar lugar a una prótesis no funcional con osteomielitis crónica (Estafilococos epidermidis en el 40% de los casos; otros con menor frecuencia son S. aureus, Streptococcus sp. y BGN en infección nosocomial).
•Pacientes encamados, úlceras por decúbito.
•Uso de terapias alternativas, tratamiento empírico, no médico.

Clasificación

Hay múltiples formas de clasificar la osteomielitis: adultos vs niños, hematógena vs exógena, o aguda vs crónica. No existe un sistema de clasificación universal, aunque existen dos sistemas principales de clasificación para la osteomielitis:

1. Clasificación de Waldvogel: descrita en 1970, se basa en etiología de la enfermedad. (2)

Clasifica la osteomielitis, según la duración de la enfermedad (aguda frente a crónica) y el mecanismo de infección (hematógena o secundaria a un foco de infeccióncontiguo) (5).

Tabla 2. Clasificación de Waldvogel

Hematógena:
a. Más frecuente en niños y adolescentes, se localiza metáfisis de huesos largos. b. En el adulto acostumbra ser a nivel vertebral y en diáfisis de huesos largos.
Secundaria a un foco o inoculación directa:
a. Fracturas expuestas, cirugía. b. En adultos puede evolucionar hacia la cronicidad. c. La etiología suele ser polimicrobiana.
Asociada a insuficiencia vascular y neuropatía:
a. Adultos, diabéticos y/o insuficiencia vascular. b. Afecta huesos del pie (Pequeños traumatismos) c. La etiología suele ser polimicrobiana.

Fuente: Ugalde Carlos, Revista Médica de Costa Rica, Ostomielitis (2)

2. Clasificación de Cierny-Mader: se basa en la anatomía del hueso afectado y en el estado fisiológico del huésped. (2).

Clasificaron la osteomielitis de huesos largos en función de la porción afectada del hueso, el estado fisiológico del huésped y el entorno local. Esta clasificación es útil para decidir el tratamiento más óptimo y pronóstico de la osteomielitis. La etapa 1 (osteomielitis medular) generalmente se puede tratar solo con antibióticos, mientras que las etapas 2, 3 y 4 (osteomielitis superficial, localizada y difusa) generalmente requieren desbridamiento agresivo, terapia antimicrobiana y reconstrucción ortopédica posterior. (5)

	Sistema de Cierny y Mader
1	Extensión anatómica de la infección
2	Solo medular (hematógena aguda)
3	Corteza superficial (diseminación contigua de traumatismo de tejidos blandos)
4	Difusa (cortical y medular, inestabilidad mecánica)
5	Subtipo por estado fisiológico del huésped
	A sano
	Bs alterado por factores sistémicos
	B1 alterado por factores locales
	B1s alterado por factores locales y sistémicos
	C tratamiento peor que la enfermedad

Fuente: Revista Médica de Costa Rica, Osteomielitis (9)

Diagnóstico

El diagnóstico de osteomielitis se basa en la historia clínica, examen físico, hallazgos de laboratorio y estudios de imagen.

Anamnesis: Se deben conocer datos generales del paciente entre ellos edad, actividad laboral, actividades deportivas, antecedentes patológicos, antecedente de traumatismo, nivel de discapacidad, limitación funcional, hueso afectado, tiempo de evolución, características del dolor, síntomas asociados, uso de drogas intravenosas.

Exploración física: En el examen físico del paciente con osteomielitis se encuentra dolor a la palpación de la región afectada, edema, rubor, aumento del calor local, en algunos casos se encuentran signos de infección de tejidos blandos, secreción local, fistulas, datos de traumatismo previo; en los pacientes con diabetes mellitus, la presencia de úlceras en miembros inferiores está fuertemente relacionada con presencia de osteomielitis hasta en un 60% de los casos. El paciente puede asociar fiebre, síntomas constitucionales importantes, sin que se correlacione con la gravedad de la osteomielitis. Se debe valorar sensibilidad y sistema vascular periférico (10).

Tabla 4. Manifestaciones Clínicas

Los datos sugestivos de proceso osteomielítico en el lactante son:
Pseudoparálisis por dolor de la extremidad afectada (puede ser el único síntoma inicial).
Espasmo muscular en flexión articular.
Posición de defensa.
Irritabilidad.
Pérdida del apetito.
Los datos sugestivos de proceso osteomielítico en el autor son:
Dolor articular y óseo localizado.
Aumento de volumen, hipertermia e hiperemia local.
Fiebre y escalofríos.
Incapacidad funcional de la extremidad afectada.
Alteraciones en la marcha.
Las características del dolor son:
Localizado, intenso, constante y progresivo.
Duración de 1 a 15 días.
Aumenta con la movilización activa y pasiva de las articulaciones adyacentes.

Fuente: Guía de Práctica Clínica México, Prevención, diagnóstico oportuno y tratamiento de la osteomielitis hematógena aguda en población general para el primer y segundo niveles de atención (11).

Hallazgos de Laboratorio: Entre los hallazgos de las pruebas de laboratorio se pueden encontrar elevación en la velocidad de eritrosedimentación (VES). La VES es muy sensible pero poco específica, pues se normaliza a las 3-4 semanas en casos de osteomielitis no complicada y en un 25% de los casos, no presenta incremento en fases iníciales.

La proteína C reactiva se eleva en las primeras 8 horas, alcanza el valor máximo a los 2 días y se normaliza a la semana de haber iniciado el tratamiento; es útil para el seguimiento y para diferenciar formas complicadas. Estas dos pruebas de laboratorio se utilizan tanto para Hallazgos de Laboratorio: Entre los hallazgos de las pruebas de laboratorio se pueden encontrar elevación en la velocidad de eritrosedimentación (VES).

La VES es muy sensible pero poco específica, pues se normaliza a las 3-4 semanas en casos de osteomielitis no complicada y en un 25% de los casos, no presenta incremento en fases iníciales. La proteína C reactiva se eleva en las primeras 8 horas, alcanza el valor máximo a los 2 días y se normaliza a la semana de haber iniciado el tratamiento; es útil para el seguimiento y para diferenciar formas complicadas.

Estas dos pruebas de laboratorio se utilizan tanto para diagnóstico como para seguimiento al tratamiento. Otros exámenes de que se utilizan, son el conteo de glóbulos blancos, dado que se encuentra aumento en los leucocitos hasta en el 60% de los casos y los hemocultivos que son positivos entre el 20 y el 50% de los casos de osteomielitis aguda (12). El mejor criterio diagnóstico para la osteomielitis es un cultivo positivo de la biopsia de hueso, y una histopatología consistente con necrosis, sin embargo los hemocultivos positivos, pueden obviar la necesidad de una biopsia ósea, si existe evidencia clínica y radiológica compatible con osteomielitis (2).

Radiografía: Es un método económico y al alcance de hasta los más remotos lugares. Es la técnica inicial en la valoración del paciente con sospecha de Osteomielitis. Este estudio nos permite evaluar signos indirectos como el aumento de partes blandas y/o atenuación de las líneas grasas situadas entre los músculos a los tres días de la infección.
Características radiográficas claves de la osteomielitis Hematógena:
- Cambios óseos no antes de los 7 -14 días.
- Destrucción de hueso trabecular (geográfico, apolillado, permeativo).
- Márgenes mal definidos con adelgazamiento cortical convexo.
- Nueva formación ósea perióstica.
- Secuestro o involucro detectable (raro).
- Cambios líticos o escleróticos mixtos en la etapa de reparación.

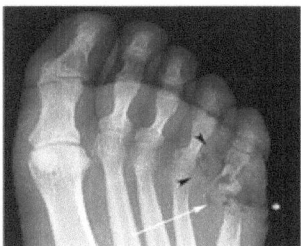

Figura 1. Osteomielitis de pie, radiografía de pie que demuestra aire en partes blandas en relación a 5º dedo (cabeza de flecha negra). También puede verse destrucción cortical de la cabeza del quinto metetarsiano (flecha blanca). Contornos irregulares de la piel suprayacente expresa la ulceración de partes blandas (asterisco).

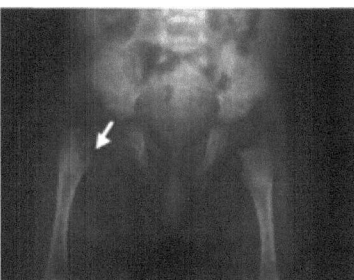

Figura 2. Lesión osteolítica (osteomielitis) de fémur y artritis de cadera derecha por S. agalactiae en neonato de tres semanas (11).

En relación a los estudios imaginológicos, existe una amplia variedad y su positividad esta en dependencia del tiempo de evolución de la enfermedad y de su porcentaje de efectividad para el diagnóstico. (13)

Enfermedades Infecciosas

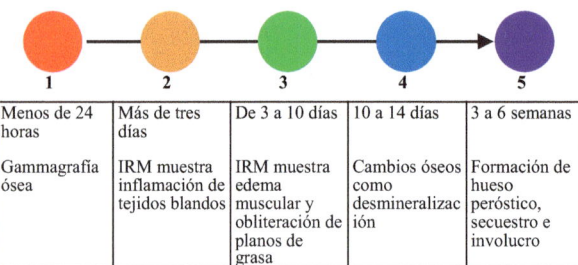

1	2	3	4	5
Menos de 24 horas	Más de tres días	De 3 a 10 días	10 a 14 días	3 a 6 semanas
Gammagrafía ósea	IRM muestra inflamación de tejidos blandos	IRM muestra edema muscular y obliteración de planos de grasa	Cambios óseos como desmineralización	Formación de hueso perióstico, secuestro e involucro

Figura 3. Positividad de estudios imagenológicos en pacientes con osteomielitis (13)

Tipo de estudio	Porcentaje de efectividad	Ventajas
Radiografía	96 %	Más barata, disponible, sirve para la evolución progresiva
Gammagrafía	39%-82%	No necesita de anestesia, sirve para localizar lesiones. Indica vascularidad o formación nueva de hueso
Imagen de resonancia magnética	84%-93%	No necesita de radiación, identifica complicaciones locales como: absceso y afección articular
Tomografía por emisión de positrones/ tomografía axial computarizada	93 %	Ayuda a diferenciar entre cambios degenerativos e infección
Tomografía axial computarizada	65 %	Demuestra la destrucción cortical, reacción perióstica, gas óseo y secuestro
Ultrasonido	82 %	Identifica lesiones de partes blandas

Tratamiento

El tratamiento de la osteomielitis depende de una adecuada terapia antibiótica y usualmente requiere resección quirúrgica del tejido infectado y necrótico. La terapia antibiótica debería escogerse con base en el cultivo y la sensibilidad antibiótica. En ausencia del mismo deben administrarse antibióticos de amplio espectro. Un cultivo de hueso afectado o sanguíneo puede estar falsamente negativo en pacientes que iniciaron terapia antibiótica (6).

Tabla 6. Terapia de Antibiótico inicial para el tratamiento de osteomielitis en Adulto

Organismo	Terapia Inicial	Terapia Alternativa
Anaerobios	Clindamicina 600mg IV c/6 horas	Metronidazole 500mg IV c/ 6 horas Anaerobios gran negativos Amoxicilina con clavulanato
Enterobacilos gran negativos	Fluoroquinolonas Ciprofluoxacina 400 IV c/ 8 o 12 horas, o 750 mg VO c/ 12 horas.	Cefalosporinas de tercera generación Ceftriaxone 2 gr IV cada día
Enterococos gran negativos	Ampicilina 1 gr IV c/ 6 horas Vancomicina 1gr IV c/12 horas	Ampicilina + Sulbactan
Staphylococcus aureus meticilino sensible	Clindamicina 900mg IV c/ 8 horas Oxacilina 1-2 gr IV c/4-6 horas	Ceftriaxone 2 gr IV cada día Vancomicina 1gr IV c/12 horas
Staphylococcus aureus meticilino resistente	Vancomicina 1gr IV c/12 horas Linezolid 600mg Iv c/12 horas	Trimetropin Sulfametoxazol 1 tableta VO c/ 12 horas Levofluoxacina 750mg IV cada día + Rifampicina 600mg IV c/12 horas Minociclina + Rifampicina
Pseudomona Aeuriginosa	Cefepime 2 gr IV c/ 8 o 12 horas, + ciprofloxacina 400 mg IV c/ 8 o 12 horas Ceftazidime 2 gr IV c/ 8 horas + Aminoglucosido	Imipenem 1 gr IV c/ 8 horas, mas aminoglucosido
Streptococos	Penicilina G 4 millones de U IV c/6 horas	Cefotaxime 1 gr IV c/6 horas Ceftriaxona 2 gr IV cada día Clindamicina 600 IV c/ 6 horas

Fuente: Tomado de "Osteomielitis" (2)

Pese a que la osteomielitis es una infección relativamente común, existen pocos estudios comparativos acerca del tratamiento, con muestras pequeñas y no aleatorizados.

Existe controversia entre la duración de la terapia antibiótica así como la duración de la terapia parenteral con el posterior cambio a oral, en la siguiente tabla se ejemplifica una guía de duración, cabe resaltar que muchos de los estudios se realiza el cambio de terapia parenteral a oral según la disminución de marcadores como lo es la PCR, VES y leucograma (2).

Tabla 7. Duración de terapia antibiótica

Hueso o articulación, severidad, infección	Ruta de administración	Duración
Sin tejido infectado residual (Ej. Post amputación)	Parenteral u Oral	2 a 5 días
Tejidos blandos residuales infectados (pero no hueso)	Parenteral u Oral	2 a 4 semanas
Hueso residual infectado pero viable	Inicial Parenteral luego cambiar a oral	4 a 6 semanas
Sin cirugía o hueso muerto residual post operatorio	Inicial Parenteral luego cambiar a oral	Más de 3 meses

Fuente: Tomado de "Osteomielitis" (2)

Para la osteomielitis crónica se recomiendan 2 a 4 semanas parenteral y luego completar vía oral manejo.

Manejo Quirúrgico

Los principios quirúrgicos incluyen un adecuado drenaje, desbridamiento extenso de todo el tejido infectado, retiro del material de instrumentación, manejo del espacio muerto, adecuada cobertura de tejidos blandos, estabilidad de la fractura. Múltiples estudios demuestran que el fallo en el tratamiento es más probable si no se realiza desbridamiento quirúrgico (8).

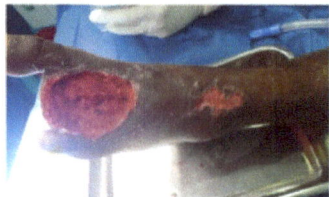

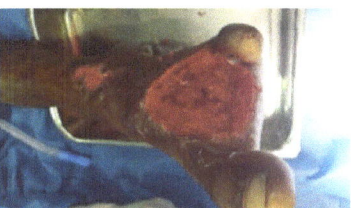

Figura 4,5: Desbridamiento Quirúrgico en paciente de 34 años diagnosticado de osteomielitis luego de sufrir fractura expuesta en miembros inferiores por accidente de tránsito; fotografías cortesía de Dr. Luis Quinaluisa Cabezas, Servicio de Traumatología – Hospital de Especialidades Eugenio Espejo.

Pronostico
El pronóstico depende de las comorbilidades del paciente, de la modalidad de tratamiento, y del patógeno. Existe una mayor recurrencia en pacientes diabéticos, y con enfermedad vascular periférica (2).

Seguimiento
Se deben utilizar los marcadores inflamatorios como PCR o VSG, junto con la respuesta clínica, para monitorizar la respuesta al tratamiento a las 4 semanas de iniciar el tratamiento antibiótico adecuado. Se considera una respuesta adecuada cuando estos marcadores disminuyen entre un 25-33% tras 4 semanas de tratamiento. Sin embargo no está indicada la utilización de una nueva RM para seguimiento, ya que puede haber una disociación entre la clínica y las imágenes radiológicas. Se considera fracaso del tratamiento cuando hay un fracaso microbiológico, con persistencia de cultivos positivos a pesar del tratamiento antibiótico dirigido o cuando el paciente presenta progresión clínica del cuadro, con empeoramiento neurológico. (5)

BIBLIOGRAFÍA

1. Gallardo H, Varaona O, Maccione B, Ros M, Michini E, Della Rosa L. Osteomielitis: fisiopatología y anatomía patológica (primera parte). Rev Asoc Argent Ortop Traumatol. 1993;58(4):472–8.
2. Ugalde Ovares CE, Morales Castro D. Osteomielitis Revisión Biblográfica. Med Leg Costa Rica [Internet]. 2014;31(1):9. Available from: http://www.scielo.sa.cr/pdf/mlcr/v31n1/art10v31n1.pdf
3. Mollinedo Patzi M. OSTEOMIELITIS [Internet]. [cited 2020 Jan 17]. Available from: http://www.revistasbolivianas.org.bo/pdf/raci/v34/v34a08.pdf
4. Coronado CG. ESTUDIO DESCRIPTIVO Y RETROSPECTIVO DE CASOS DE OSTEOMIELITIS FEMORAL CRONICA CON PERDIDA DE STOCK OSEO EN LOS AÑOS 2004 A 2013 EN EL HOSPITAL DE NIÑOS BACA ORTIZ EN LA CIUDAD DE QUITO [Internet]. 2016. Available from: http://repositorio.puce.edu.ec/bitstream/handle/22000/10436/TESIS FINAL.pdf?sequence=1&isAllowed=y
5. Múñez Rubio E., Pintos Pascual I. y Ramos Martínez A. Osteomielitis. Medicine. 2018;12(55):3262-71
6. Simón ARS, Conejo PR. Osteomielitis y artritis séptica. Pediatr Integr. 2018;22(7):316
7. Barrios C, De Pablos J. Osteomielitis Aguda. Acta Pediatr Esp. 2015;42(7):242–51.
8. Prieto-Pérez L, Pérez-Tanoira R, Petkova-Saiz E, Pérez-Jorge C, Lopez-Rodriguez C, Alvarez-Alvarez B, et al. Osteomyelitis: A descriptive study. Clin Orthop Surg. 2014;6(1):20–5.
9. ISOLA JA. Osteomielitis. Prensa Med Argent. 2014;33(610):133–42.
10. Hatzenbuehler J. Diagnosis and management of Osteomyelitis. J Am Med Assoc. 2011;164(2):127–33.
11. Prevención, diagnóstico oportuno y tratamiento de la osteomielitis hematógena aguda en poblacion general para el primer y segundo niveles de atención [Internet]. [cited 2020 Jan 18]. Available from: http://www.cenetec.salud.gob.mx/descargas/gpc/CatalogoMaestro/111_GPC_Osteomielitisaguda/SSA_111_08_GRR.pdf
12. Leotau MA, Villamizar HA. Osteomielitis: Una Revisión De La Literatura. Univ y Salud. 2010;12(1):135–45.
13. Álvarez López Alejandro; Ricardo Soto-Carrasco Sergio; García Lorenzo Yenima. Osteomielitis: enfoque actual. Rev. Arch Med Camagüey Vol22(1)2018
14. Garro Ortiz Mario, Mora Cascante Allan. Osteomielitis. REVISTA MEDICA DE COSTA RICA Y CENTROAMERICA LXXI (610) 365 - 369, 2014.

CAPÍTULO 2

Artritis Séptica
Autor: Dr. Jair Germánico Albán Recalde

Artritis Séptica

Definición

La artritis séptica (AS) es una patología infecciosa caracterizada por la presencia de un proceso inflamatorio a nivel del espacio articular secundario a la colonización de gérmenes patógenos en la cavidad articular que causan supuración y destrucción articular. Esta condición de origen patógeno puede presentarse por varias causas como inoculación directa, diseminación hematógena, procesos infecciones concomitantes o por exacerbación de una osteomielitis. Puede presentarse de forma única o múltiple a cualquier edad (1,2).

La AS se considera una emergencia médica, ya que puede llegar a tener consecuencias graves si no se diagnóstica a tiempo y se realiza un tratamiento oportuno. Esta patología tiene como características clínicas: ser de inicio agudo, causa dolor, aumento de temperatura y limitación del movimiento de una articulación; bioquimicamente los marcadores inflamatorios se incrementan y en el ultrasonido se observa derrame articular. La AS se presenta con mayor prevalencia en las articulaciones de cadera y rodilla, también es frecuente encontrar en el hombro y codo, pero de forma general esta patología puede aparecer en cualquier articulación (3).

La AS es una patología infecciosa cuyo diagnóstico y tratamiento de manera oportuna determinan el pronóstico del paciente a corto plazo ya que la evolución de esta enfermedad desenlaza en la entrada del contenido infeccioso de la barrera sinovial al torrente sanguíneo y esto puede provocar una bacteriemia o un shock séptico potencialmente mortal (4).

Epidemiología

La AS es una patología que se presenta tanto en edad pediátrica como en adultos; sin embargo, esta enfermedad no es muy común, a nivel mundial se reporta una incidencia de 4 a 12 casos por 100000 habitantes por año. La incidencia varía de acuerdo a etnias, incrementa con la edad y las clases socioeconómicas bajas. También es importante reconocer que esta patología incrementa con la presencia de factores de riesgo como artritis reumatoide, Diabetes mellitus, hemodiálisis, uso de drogas intravenosas, alcoholismo, inyección intraarticular de esteroides, cirugías de articulaciones, úlceras cutáneas e infecciones cutáneas (5).

En edad pediátrica se reporta una incidencia similar a la que se ha estudiado en la población en general; se ha encontrado una incidencia de 4 a 10 casos por 100000 niños menores de 5 años por año, y en este grupo de pacientes va de la mano con los factores de riesgo como son: menores de 3 años, sexo masculino, trauma precedente, inmunocompromiso, síndrome de distrés respiratorio e historia de catéter umbilical (6).

La epidemiología de AS de acuerdo a los grupos etarios: se encuentra con mayor frecuencia en la infancia, el 50% de casos aparecen en menores de 20 años según estudios la incidencia reportada en este grupo etario es de 3 a 37 por cada 100 casos de AS, los niños menores de 3 años son los más afectados, y de acuerdo al sexo se afecta más al masculino en una proporción de 2 a 1 con respecto al sexo femenino y las articulaciones más afectadas son la rodilla, cadera y codo (7).

En el Ecuador no existe mucha evidencia disponible de estudios epidemiológicos de AS, y lo que se menciona en este texto han sido sacados de estudios realizados en niños y adolescentes.

En un estudio realizado en el Hospital Francisco Icaza de la ciudad de Guayaquil entre los años 2013-2015 en pacientes de edades comprendidas entre 1 mes y hasta los 14 años de edad se encontró que, de 79 pacientes con antecedente de trauma cerrado moderado a severo, 51% presentaron AS. De los pacientes con diagnóstico de AS el 63% fueron de 6 a 14 años, el 25% de 3 a 5 años y el 13% de 1 mes a 2 años. La localización de las articulaciones afectadas por AS fue: rodilla el 68%, cadera 16% y codo el 16% (8).

En cuanto a la mortalidad varía según los sitios, en México la mortalidad observada es del 1.7%, en EEUU la mortalidad hospitalaria por AS llega hasta el 10%. En Nueva Zelanda se reporta una mortalidad del 11 al 19% y en un estudio realizado en Ecuador en niños y adolescentes se determinó que la mortalidad fue del 38.9% y de los pacientes fallecidos el 61.1% fueron menores de 5 años de edad. Cabe recalcar que esta patología causa pérdida funcional de la articulación afectada encontrándose reportes del 30 hasta 50% de casos (3,4,5,9).

Etiología
Claramente se conoce que la etiología de esta enfermedad es infecciosa, los agentes etiológicos que se han encontrado con mayor frecuencia en varios estudios son: el Staphylococcus aureus meticilino sensible, el Staphylococcus

aureus meticilino resistente y Streptococcus pneumoniae (3). Sin embargo, se puede encontrar diferentes patógenos que causen AS que obedecen a la epidemiología de cada país o región.

Autores	Año	Lugar	N.º de sujetos	Microorganismos aislados	Factores clínicos asociados
Gómez-Rodríguez et al.	2010	España	77	S. aureus, Streptococcus, Pseudomona, as, Salmonella sp., Serratia sp., Enterobacter, Escherichia coli, Proteus	• Senilidad • Diabetes mellitus • Neoplasias malignas • Quimioterapia • Alcoholismo • Artritis reumatoide Cirrosis hepática •Artritisreumatoide • Diabetes mellitus
Mateo-Soriaetal. Reyes-Llerena et al.	2009	España	19	S.aureus,S.agalactiae, S. dysgalactiae, S. pneumoniae, E. epidermidis, N. gonorroheae, E. coli, Salmonella, Klebsiella pneumoniae, Citrobacter freundii	• Gota • Cirrosis hepática • Insuficiencia renal crónica • Uso de drogas intravenosas • Infección por hepatitis B y C • VIH+ • Cáncer Prótesis articular
Medina-Rodríguez et al.	2000	Cuba	180	S. aureus	• Senilidad • Diseminación a distancia • Artroscopia
	1995	México	65	S. aureus, Salmonella, E. coli, Pseudomonas aeruginosa, Klebsiella pneumoniae, S. pneumoniae	• Cirugía abierta • Evacuación de derrames sinoviales por aguja Infiltración de esteroides intraarticular • Diabetes mellitus • Artritis reumatoide • Cáncer
Sada-Día et al.	1983	México	24	S. aureus, Salmonella	• Inmunosupresión Lupus eritematoso • Inmunosupresión • Diabetes melltius Cáncer

Figura 1. Comparación de microorganismos aislados y factores clínicos en estudios acerca de la artritis séptica en México e Iberoamérica (1).

Como se puede analizar en la Figura 1, el Staphylococcus aureus es el principal agente etiológico que se ha aislado en los estudios planteados; y la senilidad, diabetes mellitus y artritis reumatoide son los principales factores clínicos asociados. El agente etiológico varía según la ubicación geográfica y según el grupo poblacional. En un estudio realizado en la India en adultos se encontró que la mayoría de los casos de as fueron causados por Staphylococcus aureus sensibles a la meticilina, seguido de Escherichia coli y Klebsiella pneumoniae.

Mientras que un estudio realizado en neonatos en los Estados Unidos el agente causal reportó como principales agentes: Streptococcus del grupo B, Streptococcus pneumoniae, Haemophilus influenza, Salmonella enterica y Cándida albicans. Cabe recalcar que al analizar generalmente el organismo etiológico de AS en niños y los adolescentes sigue siendo el Staphylococcus aureus, aumentando cada vez más el tipo resistente a la meticilina (6).

En un estudio realizado en Ecuador en el año 2016 se investigó a los niños que ingresaron en el área de cuidados intensivos del Hospital Francisco Icaza de la ciudad de Guayaquil, de 1375 niños, 18 presentaron diagnóstico de AS, de los cuales el germen que se aisló con mayor frecuencia en hemocultivo fue Staphylococcus aureus con 72.2%, también se aisló Escherichia coli, Salmonella spp y en un 16.7% no hubo crecimiento bacteriano.

En En un estudio realizado en Ecuador en el año 2016 se investigó a los niños que ingresaron en el área de cuidados intensivos del Hospital Francisco Icaza de la ciudad de Guayaquil, de 1375 niños, 18 presentaron diagnóstico de AS, de los cuales el germen que se aisló con mayor frecuencia en hemocultivo fue Staphylococcus aureus con 72.2%, también se aisló Escherichia coli, Salmonella spp y en un 16.7% no hubo crecimiento bacteriano. En relación a la sensibilidad de antimicrobianos, todas las sepas que se aislaron de Staphylococcus aureus fueron sensibles a vancomicina, un 53.8% fueron sensibles a oxacilina y un 38.5% sensibles a clindamicina, Echerichia coli fue sensible a aminoglucósidos y meropenem. pero se reportó resistencia a cefepime. Y en los casos de Salmonella spp. fueron sensibles a ciprofloxacina (9).

Fisiopatología
Como se ha detallado anteriormente sobre esta patología la causa principal de la AS es infecciosa, pero el mecanismo fisiopatológico del ingreso de los agentes patógenos a nivel intraarticular es la clave del desarrollo de esta patología; el mecanismo más común de artritis séptica es la propagación bacteriana por vía hematógena en presencia de un proceso infeccioso orgánico como bacteriemia, sepsis, neumonías, pielonefritis, etcétera; mientras que en menor proporción se debe a la inoculación bacteriana directa por picaduras, lesiones cutáneas, celulitis, abscesos, traumatismos locales y también iatrogénicamente como por procedimientos artroscópicos, infiltraciones o cirugías articulares (6).

Las características propias de los tejidos intervienen mucho en el desarrollo de esta enfermedad pues las células del revestimiento articular carecen de una membrana basal, lo cual hace que el espacio articular sea vulnerable al ingreso y propagación bacteriana, una vez que logran ingresar las bacterias se adhieren a la membrana sinovial y causan daño a través de varios mecanismos como el daño directo por toxinas bacterianas así como también por el proceso inflamatorio que desencadena el huésped caracterizado por hiperplasia de la membrana sinovial, aumento de neutrófilos y monocitos que liberan citocinas y proteasas que son el origen del exudado purulento que llevan a la degradación del cartílago articular ya que éste es avascular y depende del líquido sinovial para obtener nutrientes y oxígeno y al estar en un medio inflamatorio disminuye el flujo sanguíneo al líquido sinovial lo cual empeora más el daño articular y mientras el proceso avance puede llegar a la destrucción del hueso (4,6).

En los niños menores de 18 meses pertenecen a un grupo con mayor riesgo de desarrollar AS y esto se debe a que hay un aumento de la vascularización en la placa epifisaria y esto permite fácilmente la translocación bacteriana por vía hematógena, iniciando así todo el proceso descrito anteriormente (6).

Los microorganismos más comunes como el Staphylococcus aureus, Escherichia coli, Streptococcus del grupo B generalmente acceden al torrente sanguíneo a través de lesiones en la piel o en las membranas mucosas, mientras que los gérmenes gramnegativos llegan a nivel articular a través de procesos bacterianos orgánicos como bacteriemia o por daños en el revestimiento de los tractos genitourinario o gastrointestinal causando translocación bacteriana (6).

Cuadro clínico
El componente clínico de la AS independiente de la edad se caracteriza por la presencia de dolor articular o de toda la extremidad afectada que puede variar de moderado a severo, eritema, hipertemia, edema, claudicación o limitación del rango de movimiento y fiebre (2,3).

Al evaluar un paciente con sospecha de AS se debe tomar en cuenta aspectos clínicos importantes como son: a) número de articulaciones comprometidas; b) enfermedad o trauma articular; c) antecedente de procesos infeccioso; d) procedimientos invasivos articulares; e) antecedente de uso de drogas intravenosas; y f) tiempo de evolución (2).

Es importante detallar el componente clínico en la edad pediátrica ya que pertenece a uno de los grupos que se encuentran en riesgo de adquirir esta patología y sus consecuencias pueden ser fatales.

En los recién nacidos aparecen síntomas como fiebre, irritabilidad, clínica de sepsis, posturas asimétricas, aspecto pseudo-paralítico del miembro comprometido y aparenta dolor al movilizar el miembro afectado (10).

En los lactantes la clínica predominante se caracteriza por fiebre, irritabilidad, llanto inconsolable, y rechazo a realizar maniobras de movimientos o exploración del miembro afectado (10).

En niños y adolescentes ellos pueden localizar el dolor en el miembro afectado, rechazo a caminar o cargar peso, se pueden observar signos de inflamación local predominantemente en rodilla o tobillo y presentan fiebre, aunque no siempre está presente (10).

Diagnóstico
Según varios estudios realizar un diagnóstico oportuno de AS para poder instaurar un manejo adecuado a cada paciente según su edad y comorbilidades ayudan a reducir significativamente la morbimortalidad (11).

El diagnóstico tiene 3 puntos importantes primero inicia con la sospecha diagnóstica orientada por el cuadro clínico como se ha nombrado anteriormente, en segundo lugar se deben realizar pruebas de laboratorio como biometría hemática, velocidad de sedimentación globular, proteína C reactiva y la confirmación de AS se realiza con el Gold Estándar que es el cultivo del líquido sinovial. Como tercer punto están los estudios de imagen son muy útiles para el diagnóstico y la valoración del nivel de afectación articular, realizar un RX ósea de la articular afectada y una ecografía resultan muy útiles, sin embargo, la Resonancia Magnética es la técnica de imagen más confiable, aunque no siempre puede estar presente por sus altos costos. El inicio de un tratamiento adecuado ante el diagnóstico de AS es un reto para la medicina debido al incremento de resistencia de los microorganismos a los antibióticos y al uso irracional de medicamentos antibióticos que en muchos países de Latinoamérica se venden sin prescripción médica (11).

Métodos diagnósticos para Artritis Séptica	
Microbiológicas y bioquímicas	Es importante realizarlas antes de iniciar la antibioticoterapia: •Indispensable realizar biometría hemática (BHC), Velocidad de sedimentación globular (VSG) y proteína C reactiva (PCR): en la BHC se puede encontrar leucocitosis mayor a 12000/mm3, VSG superior a 20 mm /h, PCR mayor a 20 mg/ dl; estos datos apoyan al diagnóstico sin embargo lo ideal es realizar cultivo del líquido sinovial. •Artrocentesis para obtener muestras del líquido sinovial: 1) frasco estéril de tapa verde para tinción Gram, 2) frasco de cierre hermético con gelatina para cultivo de anaerobios y aerobios y 3) frasco de tapa verde para análisis bioquímico de líquido sinovial. •Valores de glóbulos blancos en líquido sinovial entre 25000 a 50000/mmc apoyan el diagnóstico de AS y mientras mayor es el número de recuento de leucocitos aumenta la probabilidad diagnóstica, valores superiores al 80% de neutrófilos y glucosa < a 50% que la sérica determina que se trata de un proceso infeccioso articular. •Hemocultivo: siempre se debe realizar incluso en pacientes sin fiebre, se debe tomar 2 muestras separadas de 20 a 30 minutos. •Otros cultivos como urocultivo, de abscesos cutáneos superficiales o dependerá del cuadro y antecedentes clínicos.
Imagen	•RX ósea •Ecografía, muy útil en caso de AS de cadera ya que esta técnica ayuda a guiar la punción •Resonancia magnética: es la técnica ideal sin embargo no siempre se puede realizar por sus costos, sin embargo, es útil cuando no hay respuesta al tratamiento para descartar osteomielitis o abscesos

Figura 2: Métodos diagnósticos para Artritis Séptica (3,8,12).

Es importante detallar las características del líquido sinovial.

Análisis del líquido sinovial							
Características Tipo de líquido	Aspecto	Filancia	Celularidad (cel/ml)	Neutrófilos	Glucosa	Proteínas	Cultivo
Normal	Transparente Incoloro	+++	<200	<25%	Normal	Normal	Negativo
Mecánico	Claro Transparente Amarillo	++	200-2000	<25%	Normal	Normal	Negativo
Inflamatorio	Turbio Opaco Amarillento	+	2000-50000	>50%	Disminuida	Aumentadas	Negativo
Infeccioso	Purulento Opaco Amarillo-verdoso	Variable	>50000	>75%	Muy disminuida	Muy aumentadas	Positivo

Figura 3: Características del líquido sinovial (13).

Para poder determinar el riesgo que tiene un paciente de estar ante un cuadro de AS se debe agrupar criterios clínicos y de laboratorio usando los Criterios de Kocher (9):
- Fiebre > de 37.5 °C.
- Imposibilidad de descargar apoyo en el miembro afectado.
- Velocidad de sedimentación globular (VSG) > 40 mm/h.
- Leucocitosis > 12000 células/mm.

Con cuatro criterios el riesgo es del 99.6%, con 3 criterios 93.1%, con 2 criterios 40% y con 1 criterio 29% (9).

Diagnóstico microbiológico

Es el método definitivo que permite establecer el tratamiento adecuado, pero como ya es de conocimiento general, realizar un cultivo conlleva un período de tiempo que de no instaurar un tratamiento inicial podría avanzar a gran escala el proceso infeccioso que podría ser fatal, para ello existen exámenes que nos orientan como es la tinción Gram y el análisis bioquímico del líquido sinovial (9). La tinción Gram el 60 % suele resultar positivo y la principal bacteria es el Staphylococcus aureus, el 30 % resulta Gram negativa con bacilos gram negativos como Escherichia coli, Klebsiella pneumoniae y el 10% Gonococo que es un diplococo gram negativo (8). En un estudio realizado en México se obtuvo las siguientes características bacteriológicas de pacientes con AS.

Análisis bacteriológico del líquido articular en los casos con artritis séptica			
n = 49	F (%)	(IC 95%)	pa
Tinción de Gram			
Positivo	38 (78)	(65 a 91)	< 0,001
Negativo	11 (22)	(−2 a 46)	
Bacterias			
Cualquier estafilococo	32 (65)	(48 a 82)	< 0,001
S. aureus	14 (44)	(27 a 61)	< 0,001
S. epidermidis	16 (50)	(33 a 67)	< 0,001
S. saprofites	1 (3)	(−3a9)	0,333
S. pyogenes	1 (3)	(−3a9)	0,333
Cualquier estreptococo	4 (8)	(−19 a 35)	0,064
S. epidermidis	2 (50)	(1a99)	0,001
S. agalactiae	1 (25)	(−17 a 67)	0,042
S. pyogenes	1 (25)	(−17 a 67)	0,042
Salmonella sp.	2 (4)	(−23 a 31)	0,258
Pseudomona aeruginosa	2 (4)	(−23 a 31)	0,258
Otras bacteriasb	9 (19)	(−7 a 45)	< 0,001

%: porcentaje; F: frecuencia; IC 95%: intervalo de confianza al 95%; RM: razón de momios.
a Valor de p calculado con chi cuadrado de Pearson.
b Incluye: Strenotrophomonas multophilia, Enterococcus faecalis, Escherichia coli, Klebsiella pneumoniae, Actinomyces sp. y Chryseobacterium indologenes.

Figura 4: Análisis bacteriológico del líquido articular en los casos con artritis séptica (1). Es muy importante conocer la epidemiología de cada país o región ante un caso de AS para poder instaurar un tratamiento empírico hasta poder obtener el resultado del cultivo del líquido sinovial.

Diagnóstico diferencial
Se debe hacer diagnóstico diferencial con las siguientes patologías (2):
Bursitis: Inflamación de la bursa superficial, causa dolor articular, pero generalmente no limita los arcos de movimiento, no causa fiebre (2).
Hemartrosis: Trauma articular, de predominio en Hemofilia (2).
Fiebre reumatoidea: Se caracteriza por presentar artralgia, carditis, antecedente de infección por Streptococcus del grupo A (2).
Artropatía por cristales: Pacientes con niveles de ácido úrico elevados, enfermedad de la Gota, pseudogota, presentan dolor articular, no se acompaña de fiebre, en las pruebas de laboratorio resultan negativos para procesos infecciosos (2).
Artritis reumatoide: Pacientes presentan rigidez matutina, afectación simétrica de varias articulaciones, factor reumatoide positivo, VES elevada, leucocitosis en el líquido sinovial, cultivos negativos (2).

Tratamiento
El manejo de la Artritis séptica es como en toda patología infecciosa de manejo con medicamentos antibióticos, también resulta importante en algunos casos el drenaje y limpiezas quirúrgicas de la articulación afectada (2).

Manejo antimicrobiano
El manejo de la AS inicialmente se basa en la terapia empírica basado en la edad del paciente y las circunstancias, cada vez existe la tendencia de simplificar la terapia antimicrobiana en AS no complicada con tratamiento parenteral con dosis elevadas y menor duración y secuencial manejo oral (3).

Manejo empírico de acuerdo a los grupos etarios		
EDAD	ORGANISMO CAUSAL	ANTIBIÓTICO
Recién nacidos	S. aureus Streptococcus del grupo B	Oxacilina + gentamicina
Niños < de 5 años	S. aureus Streptococcus del grupo A S. pneumoniae H. influenzae Kingella kingae	Cefalosporinas de segunda generación + dicloxalina o cefalosporina + aminoglucósido En sospecha de K. kingae Clindamicina + betalactámico

Niños > de 5 años, adolescente y adultos sexualmente inactivos	S. aureus	Oxacilina
Adultos y adolescentes sexualmente activos	S. aureus N. gonorrhoeae	Ceftriaxona
Adultos mayores	S. aureus	Oxacilina Cefazolina Aminoglucósidos
Abuso de drogas intravenosas	Pseudomona aeruginosa Serratia maecescens	Aminoglucósido + cefalosporina antiseudomona como Ceftazidime
Prótesis postquirúrgicas	S. epidermidis S. aureus	Vancomicina

Figura 5. Manejo empírico de acuerdo a los grupos etarios (2,3).

La instauración del tratamiento empírico no debe retrasar su inicio entre las 6 a 12 horas, y la duración del tratamiento para AS debe ser individualizado (3).

Los niños deben permanecer hospitalizados para un tratamiento inicial parenteral al menos 2 a 5 días, los menores de 3 meses precisan una duración más prolongada y los menores de 1 mes deben recibir todo el tratamiento por vía parenteral (3).

Tratamiento antimicrobiano específico de la artritis séptica		
Microorganismo	Antimicrobiano	Duración del tratamiento
S. aureus meticilino sensible	Cloxacilina: 2g/ 6horas IV. Cefazolina: 2g/ 8 horas IV. Cefadroxilo: 1g/ 8-12 horas VO. Clindamicina: 300-450 mg/ 8 horas VO.	Mínimo 3 semanas hasta 6 semanas en caso de respuesta lenta de AS de cadera.
S. aureus meticilino resistente (elegir según antibiograma)	Vancomicina: 15-20 mg/kg/ 12 horas IV. Linezolid: 600 mg/IV o VO/ 12 horas. **Tratamiento oral secuencial** Trimetropín-Sulfametoxazol: 1600/320 mg/ 8-12 horas. Clindamicina: 300-450 mg/ 8 horas. Linezolid: 600 mg/ 12 horas.	Al menos 6 semanas
S. pneumoniae	Penicilina G sódica: 4 millones de unidades/ 4 horas IV. Ceftriaxona: 2 g/ 24 horas IV o IM. Amoxicilina: 1 g/ 8 horas VO. Levofloxacino: 500 mg/ 24horas VO.	2 semanas

Neisseria spp	Ceftriaxona 2 g/ 24 horas IV o IM.	10 a 14 días
Bacterias gram negativas no fermentadoras (elegir según antibiograma)	Ceftriaxona 2 g/ 24 horas IV o IM. Ciprofloxacino: 750 mg/ 12 horas VO.	4 a 6 semanas
Bacterias gram negativas productoras de Betalactamasas de espectro extendido BLEE (elegir según antibiograma)	Meropenem: 1 g/ 8 horas IV. Ertapenem: 1 g/ 24 horas IV o IM.	4 a 6 semanas
S. pyogenes (grupo A)	Penicilina G sódica: 4 millones de unidades /4 horas IV ± Clindamicina IV. Amoxicilina: 1 g/ 8 horas VO.	3 semanas
S. agalactiae (grupo B)	Penicilina G sódica: 4 millones de unidades /4 horas IV ± Aminoglucósido. Ampicilina 2 g/ 6 horas IV ± Aminoglucósido. Amoxicilina 1 g/ 8 horas VO.	3 semanas
Sin aislamiento	Tratar como S. aureus	Como S. aureus

Figura 6. Tratamiento antimicrobiano específico de la artritis séptica (12).

Existe un estudio que detalla los criterios para el cambio de antibiótico parenteral a vía oral realizado a nivel pediátrico, estos criterios son: PCR < 20mg/l, PCR menor a un tercio de la evaluación inicial, PCR menor a dos tercios de la evaluación inicial, VSG < 20mm/h, resolución de la fiebre a las 48 horas, soportar peso o retorno de la funcionalidad de la articulación, resolución del dolor, tolerancia de la vía oral, opinión de los padres de mejoría de la condición y mejoría del dolor (no desaparición); en los pacientes que tuvieron 7 puntos o más cumplían los criterios para poder realizar el cambio de la vía parenteral a oral; como resultados se obtuvo que en los pacientes que se cumplían los criterios para cambio a vía oral antes de los 7 días tuvieron menos probabilidad de fracaso, menor recurrencia de la infección y menores complicaciones, es decir este estudio indica la importancia de iniciar una terapia parenteral y realizar un cambio oportuno a una terapia oral para evitar complicaciones sobre todo de tipo hospitalarias (14).

Para suspender el tratamiento antibiótico debe ser autorizado por el médico, condicionado por la desaparición del cuadro clínico y normalización de la PCR (3).

Uso de esteroides

En una revisión sistemática realizada en niños entre 3 y 18 meses con diagnóstico de AS se administró dosis de 0.15 a 0.2 mg/ kg/ dosis de Dexametasona cada 6 a 8 horas con una duración de 4 días y se comparó con placebo y se encontró que en el grupo que se administró dexametasona hubo ausencia del dolor, funcionalidad de la articulación afectada, reducción del número de días de tratamiento intravenoso y menos día de hospitalización (15).

Manejo quirúrgico

La realización de Artrocentesis de la articulación que ha sido afectada es imprescindible para llegar al diagnóstico microbiológico, pero también tiene una utilidad en la descompresión del espacio articular, en especial se ha observado que tiene beneficio en el compromiso vascular de la epífisis de la cadera y del hombro, además al realizar la evacuación del material purulento se elimina las enzimas que producen inflamación y destrucción del cartílago articular (3).

La probabilidad de que se necesite realizar un drenaje quirúrgico con artrotomía es mayor en casos de AS por microorganismos de elevada virulencia como S. aureus productor de Pentavantil leucocidina (PVL). Se debe realizar una artrotomía evacuadora en pacientes que se sospeche de sepsis grave, parámetros bioquímicos inflamatorios del líquido sinovial elevados, material purulento denso y en articulaciones profundas como la cadera; y de ser posible y contar con personal y recursos necesarios se debería realizar un manejo quirúrgico mediante artroscopía (3).

En cuanto a la inmovilización existe evidencia que aumenta el daño y la pérdida del cartílago articular, por ello se recomienda la movilidad precoz ya que ayuda a mejorar la nutrición y distribución del líquido sinovial, por ello ante pacientes que se realicen procedimientos quirúrgicos se debe asegurar un manejo adecuado del dolor para asegurar la movilidad precoz de la articulación (3).

Pronóstico

El pronóstico de la artritis séptica varía de acuerdo a la edad del paciente, la duración de la sintomatología antes de instaurarse el tratamiento y si existen complicaciones como osteomielitis asociada; como se habló anteriormente esta patología la mortalidad de esta patología es variable de acuerdo a cada región, aproximadamente del 11 al 19 % y lo más importante es que puede ocasionar pérdida de la funcionalidad articular desde el 30 al 50 % (9).

El pronóstico de los pacientes con AS mejora si se realiza un diagnóstico temprano con un apropiado manejo clínico o quirúrgico, y esto se logra fomentando el aumento del conocimiento de esta patología y aumentar la sospecha médica en especial en pacientes en edad pediátrica (9).

Recomendaciones
Se recomienda que las autoridades sanitarias del Ecuador tomen en cuenta realizar una guía de práctica clínica del manejo específico de la Artritis séptica, y para logar esto se debe fomentar la realización de estudios tanto en edad pediátrica como en adultos para poder obtener la epidemiología propia del país, conocer los gérmenes más frecuentes de acuerdo a cada grupo etario y su manejo específico.

BIBLIOGRAFÍA

1. Ornelas-Aguirre J. Artritis séptica en un centro de adultos de tercer nivel de atención. Reumatol Clin. 2016;12(1):27–33.
2. Bolaños M. Artritis Séptica. Revista Médica Sinergia. 2017; 2 (1): 22-25.
3. Anzures S., Castellanos J., Esparza H., García I. y Saldaña S. Prevención, Diagnóstico y Tratamiento de la Artritis Séptica en Niños y Adultos. México. Secretaría de Salud, 2016.
4. Guillen C., Grandal M., Velazquez C., Maldonado V. y Vázquez M. Guía de manejo diagnóstico y terapéutico de la artritis séptica en urgencias. Archivos de Medicina. 2013; 9(2.3): 1-10.
5. Mcbride S., Mowbray J., Caughey W., Wong E., Luey C., Siddiqui A., et al. Epidemiology, Management, and Outcomes of Large and Small Native Joint Septic Arthritis in Adults. Clinical Infectious Diseases. 2020; 70(2):271–279.
6. Gottlieb M., Holladay D. y Rice M. Current Approach to the Evaluation and Management of Septic Arthritis. Pediatric Emergency Care. 2019; 35(9): 509-513.
7. Olaya M., Blanco J. y Caicedo Y. Artritis Séptica en Pediatría. Revista Gastrohnup. 2012; 14(1): 28-34.
8. Rodriguez Y. Factores de riesgo de la artritis séptica en el Hospital Francisco Icaza Bustamante periodo 2013-2015. [Trabajo de investigación previo a la obtención del Título de: Especialista en Pediatría]. Guayaquil-Ecuador. Universidad Católica de Santiago de Guayaquil; 2016.
9. Camargo M. Artritis séptica en pacientes pediátricos ingresados en la unidad de cuidados intensivos del Hospital de niños Francisco de Icaza Bustamante Año 2016. [Trabajo de investigación previo a la obtención del Título de: Maestría en Epidemiología e Investigación clínica]. Guayaquil-Ecuador. Universidad Estatal de Guayaquil; 2016.
10. Hernández T., Zarzoso S., Navarro M., Santos M., González F. y Saavedra J. Osteomielitis y artritis séptica. Protocolos diagnóstico-terapéuticos de la AEP: Infectología pediátrica. 3a ed. España: Ergon; 2011. pp. 205-220.
11. Escariz L., Chávez V., Cárdenas M., Pérez J. y Seguer D. Artritis Séptica Destructiva del hombro derecho: Estudio de un caso Fac Salud UNEMI. 2019; 2(3):17-24.
12. Palomino J., Puente A., López M., Valencia J., Aguilera C., López L. y Jimenez M. Artritis sética. Guía Prioam. 2017. [Citado: 2020 enero 20]. Disponible en: http://guiaprioam.com/indice/artritis-septica/.
13. Hermosa J. y Pascual R. Rodilla. AMF 2016;12(10):596-609.
14. De Graff H., Sukhtankar P., Arch B., Ahmad N., Lees A., Bennett A., Spowart C., et al. Duration of intravenous antibiotic therapy for children with acute osteomyelitis or septic arthritis: a feasibility study. Health technology assessment. 2017; 21 (48).
15. Delgado-Noguera M., Forero J., Franco A., Vazquez J. y Calvache J. Corticosteroids for septic arthritis in children (Review). Cochrane Database of Systematic Reviews. 2018, Issue 11.

CAPÍTULO 3

Neutropenia Febril
Autor: Dra. Heidi Ángela Fernández

Neutropenia Febril

Definición

Patología caracterizada por una temperatura oral aislada >38.3°C o temperatura >38°C mantenida por ≥1 hora en un paciente con un conteo absoluto de neutrófilos <500 células/mm3 o que se prevé que baje a menos de 500 neutrófilos durante las siguientes 48 horas. (1, 2)

Epidemiología

- A pesar de avances en la prevención y tratamiento, la neutropenia febril es considerada una de las complicaciones mas serias y frecuentes en pacientes que reciben tratamiento oncológico. (1,3)
- Hasta 80% de pacientes que reciben quimioterapia por neoplasias hematológicas o que reciben un trasplante alogénico de células hematopoyéticas desarrollarán neutropenia febril al menos una vez durante el curso de la terapia. En cambio 10-50% de pacientes con tumores sólidos desarrollan neutropenia febril durante el curso de la quimioterapia. (1-3)
- El inicio de la neutropenia se da aproximadamente 1 semana después de la administración de quimioterapia. En pacientes que reciben quimioterapia por tumores solidos generalmente presentan neutropenia que dura <7 días, mientras que en pacientes con malignidad hematológica puede durar 14 días. (1)
- A pesar que la mortalidad ha disminuido, aún es significante y se asocia con mortalidad intrahospitalaria de ~10%.(3)
- En Ecuador, en el hospital Carlos Andrade Marín documentaron 431 eventos de neutropenia febril en 206 pacientes. La mortalidad global a 30 días fue de 24,8%. La mortalidad en pacientes con diagnóstico hematoncológico en quimioterapia fue del 21,7%. El 20,7% de los pacientes que presentaron neutropenia > 7 días fallecieron, así como 82,7% de los que ingresaron a unidad de cuidados intensivos.(4)

Fisiopatologia

Los neutrófilos se encargan de la defensa del huésped contra infecciones, particularmente bacterianas y fúngicas. (5)

La neutropenia se puede dar en una amplia variedad de circunstancias. Fisiopatológicamente puede deberse a (6):

- Aumento de la destrucción o confinamiento de neutrófilos en la periferia.
- Granulopoyesis inadecuada o ineficaz.

La destrucción o secuestro acelerado de neutrófilos puede tener lugar en lesiones de mecanismo inmunitario asociadas a trastornos como lupus, artritis reumatoide, idiopático o por exposición a fármacos. El aumento de la utilización periférica tiene lugar en infecciones masivas bacterianas o micóticas. (6)

La granulopoyesis inadecuada o ineficaz puede observarse en el contexto de supresión de células germinativas hematopoyéticas como en el caso de la anemia aplásica, procesos infiltrantes medulares como tumores, y enfermedades granulomatosas en cuyo caso se podría ver afectado otras líneas celulares. También se asocian casos de granulopoyesis ineficaz como anemia megaloblástica y síndromes mielodisplásicos. (6)

Los fármacos son responsables de la mayoría de casos de agranulocitosis significativas. Los citotóxicos utilizados en el tratamiento de patologías malignas pueden tener un efecto negativo sobre la proliferación de células progenitoras hematopoyéticas normales. Incluso la radioterapia puede producir neutropenia dependiendo de la dosis, frecuencia y el área irradiada. (6-8)

Tras la depleción de la reserva medular y mitótica se produce neutropenia. Los antineoplásicos y la radioterapia también pueden interferir en la función del neutrófilo, lo que determina una disminución de la quimiotaxis y de la capacidad fagocitaria y alteración de la capacidad de destrucción intracelular. (8) La neutropenia se puede dividir según el conteo absoluto de neutrófilos. (Tabla 1) (9)

Tabla 1. Grados de Neutropenia

Grados	Conteo absoluto de neutrófilos
Leve	1000- 1500
Moderado	500- 999
Severo	100- 499
Profundo	<100

Fuente: Klemencic S. Diagnosis and Management of Oncologic Emergencies.

Etiología

Las bacterias son los gérmenes que con mayor frecuencia producen infecciones en pacientes con neutropenia febril, seguido por hongos. La epidemiologia de los gérmenes en pacientes con neutropenia febril ha variado a través de los años. Anteriormente predominaban las infecciones por bacterias gram negativas como enterobacterias (E. coli, klebsiella, enterobacter) y pseudomona aeruginosa; sin embargo, a partir de 1980 se ha visto un aumento en infecciones por gram positivos como estafilococo coagulasa negativo y estreptococos del grupo viridans debido en gran parte al mayor uso de catéteres venosos. Por la alta morbimortalidad asociada con sepsis por gérmenes gram negativos, la terapia antibiótica empírica debe ir dirigida hacia éstos agentes. La bacteremia por gérmenes gram negativos en pacientes neutropénicos que no reciben tratamiento antibiótico empírico tiene una mortalidad de hasta 70%. (1,2)

El origen del germen suele ser de la flora endógena intestinal (E. coli, Enterobacter), de la piel (estafilococo, estreptococo), o del tracto respiratorio. (estreptococo). (9)

En cuestión de agentes fúngicos, las especies de Cándida son más frecuentes. Cabe mencionar que solo en 40-50% de casos se logra determinar un agente infeccioso y 10-30% son casos de bacteremia. (1)

Cuadro Clínico

Las secuelas clínicas de la neutropenia generalmente se manifiesta como infección. La duración y gravedad de la neutropenia se correlaciona directamente con la incidencia de infecciones. Cuando el conteo es persistentemente inferior a 100 células/μL durante más de 3-4 semanas, la incidencia de infección se aproxima al 100%.(10)

El cuadro clínico dependerá del sitio anatómico afectado. Las mucosas son las más comunes, seguidos de la piel, el cual se puede manifestar como úlceras, erupciones cutáneas o retraso en la cicatrización de heridas. Los genitales y la región perianal también se pueden ver afectados.(10)

La fiebre puede ser el único signo de infección, aunque se debe tener en cuenta que pacientes con neutropenia severa o profunda pueden estar ante un posible proceso infeccioso a pesar de encontrarse en un estado afebril o pueden estar hipotérmicos. Incluso signos clínicos habituales de infección como calor local y edema pueden estar ausente. (5,10)

El riesgo de una infección grave aumenta a medida que el valor de neutrófilos baja. En la neutropenia grave prolongada, se pueden producir infecciones gastrointestinales y pulmonares potencialmente mortales. (10)

Factores y Estratificación de Riesgo
La neutropenia es el principal factor de riesgo de infecciones bacterianas y fúngicas graves, especialmente cuando es profunda y prolongada. (7,8)
Se han descrito varios factores que aumentan el riesgo de neutropenia febril y sus complicaciones:(3)
- Edad- mayor riesgo en edad avanzada
- Tipo de malignidad (hematológica/tumor sólido)
- Valor y duración de la neutropenia
- Tipo de tratamiento (medicamentos/ quimioterapia/radioterapia)
- Enfermedad avanzada
- Episodios previos de neutropenia febril
- Uso o no de profilaxis antibiótica o factor estimulante de colonias
- Mucositis
- Comorbilidades

Se debe realizar la estratificación de riesgo en pacientes con neutropenia febril a su ingreso para determinar complicaciones o una posible infección severa. La evaluación puede determinar la duración y tipo de terapia antibiótica empírica (oral o intravenoso) y el lugar del tratamiento (hospital versus ambulatorio). (2)

La estratificación se puede realizar utilizando el sistema de puntuación MASCC (tabla 2) que se publicó en el 2000, con el fin de identificar a pacientes con neutropenia febril que tienen un riesgo bajo de mortalidad y otras complicaciones graves durante el curso de la neutropenia. Ha sido validado previamente con sensibilidades y especificidades que van del 71- 95% y del 40- 95%, respectivamente. (1)

Tabla 2. Índice MASCC

Características	Puntaje
Severidad de la enfermedad- Ausencia o síntomas leves	5
Severidad de la enfermedad- Síntomas moderados	3
Severidad de la enfermedad- Síntomas severos	0
Ausencia de hipotensión (sistólica >90mmHg)	5
Ausencia de EPOC	4
Tumor sólido o neoplasia hematológica sin antecedente de infección micótica	4
Paciente ambulatorio (al inicio de la fiebre)	3
Ausencia de deshidratación	3
Edad menor a 60 años	2
Alto riesgo <21, bajo riesgo ≥ 21	

Fuente: Lucas AJ. Management and Preventive Measures for Febrile Neutropenia.

El sistema de puntuación denominado Clinical Index of Stable Febrile Neutropenia (CISNE) puede ser utilizado como una herramienta adicional para determinar el riesgo de complicaciones en pacientes con tumores solidos que aparentan estar clínicamente estable y que han sido sometidos a quimioterapia de leve a moderada intensidad. (5,11) El score identifica 6 variables asociados con complicaciones serias y los clasifica en 3 categorías de riesgo detalladas en la tabla 3. (11)

Tabla 3. Clinical Index of Stable Febrile Neutropenia (CISNE)

Parámetros	Puntaje
Estado funcional ECOG 2	2
Hiperglucemia de estrés	2
Enfermedad pulmonar obstructiva crónica	1
Enfermedad cardiovascular crónica	1
Mucositis según clasificación NCI 2	1
Monocitos <200/ul	1
Riesgo bajo- 0 pts, riesgo moderado 1-2 pts, riesgo alto ≥ 3 pts.	

Fuente: Lucas AJ. Management and Preventive Measures for Febrile Neutropenia.

Clínicamente se considera a pacientes con alto riesgo de infecciones graves son aquellos con las siguientes alteraciones (2, 5):
- Hematológico: Trombocitopenia severa (plaquetas <10000/ul), anemia (Hb <7g/dl), duración anticipada de neutropenia >7 días o neutropenia profunda <100
- Disfunción hepática (aminotransferasas >5N, bilirrubina >2) o renal (clearance de creatinina <30).
- Cardiovascular- Síncope, hipotensión, inestabilidad hemodinámica, arritmias, angina, insuficiencia cardiaca descompensada, derrame pleural.
- Gastrointestinal: mucositis, disfagia, melenas, dolor abdominal, vómito o diarrea.
- Neurológico: Convulsiones, alteración del nivel de conciencia
- Respiratorio: Taquipnea, derrame pleural, nuevo infiltrado pulmonar, hipoxemia o enfermedad pulmonar crónica subyacente
- Presencia de un claro foco infeccioso (neumonía, celulitis etc.), evidencia de sepsis, infección de catéter intravascular, alergia a antimicrobianos empíricos utilizados para manejo ambulatorio.
- MASCC <21

Pacientes de bajo riesgo para complicaciones de neutropenia febril son aquellos con (2):
- Duración anticipada de neutropenia ≤7 días
- Ausencia de comorbilidades
- Paciente sin evidencia de disfunción renal o hepática
- MASCC ≥ 21

Pacientes con alto riesgo por MASCC o criterios clínicos deben ser ingresados para recibir tratamiento antibiótico empírico. Pacientes de bajo riesgo pueden ser considerados para tratamiento ambulatorio después de la evaluación inicial si viven a menos de una hora del hospital y son capaces de regresar para recibir atención de emergencia o seguimiento y si tienen un cuidador en casa. (1,2)

Diagnostico
El enfoque inicial deberá dirigirse hacia la búsqueda de una aproximación diagnostica clínica y microbiológica que pueda guiar la elección de antibacterianos y el pronóstico. Al ser una emergencia, la evaluación inicial debe realizarse rápidamente. Una valoración sistemática debe incluir lo siguiente (5):

- Historia clínica completa para la búsqueda de un posible foco infeccioso, identificar microorganismos más probables y estratificar riesgos. Interrogar acerca de la comorbilidades, infecciones previas, quimioterapia recibida, antibioticoterapia previa, sintomatología nueva. En el examen físico realizar énfasis en piel, boca, pulmones, abdomen y región perianal. La realización de tactos rectales está contraindicado.
- Exámenes de laboratorio: Biometría hemática completa, electrolitos, creatinina sérica, nitrógeno ureico en sangre, lactato, pruebas de función hepática.
- Cultivos: 2 sets de hemocultivos tomados de distintos sitios anatómicos que incluya el catéter venoso central en caso de estar colocado. Cultivos de otros sitios como orina, tracto respiratorio inferior, liquido cefalorraquídeo, heces o heridas, según esté clínicamente indicado.
- Imagenología: Radiografía de tórax en pacientes con síntomas respiratorios.

Tratamiento

El abordaje se basa inicialmente en la estratificación de riesgo (figura 1). Sin embargo es de suma importancia la administración de la primera dosis de terapia empírica. Debe administrarse dentro de la primera hora después de su llegada al triaje. (1, 5,12)

Bajo Riesgo: Pacientes de bajo riesgo que serán manejados de manera ambulatoria pueden recibir tratamiento oral con una fluoroquinolona (ciprofloxacino o levofloxacino) más amoxicilina- ácido clavulánico (o clindamicina en caso de alergia a penicilina). (2)

No se recomienda el uso de fluoroquinolonas en monoterapia, sin embargo ha demostrado ser efectivo en algunos estudios. (5) Los pacientes que reciben una fluoroquinolona oral como profilaxis ya no son candidatos para tratamiento con agentes orales. (1)

Si han sido considerados para manejo ambulatorio, deben recibir una primera dosis de antibioticoterapia intravenoso en el hospital después de la toma de muestras para cultivos. (5) Deben ser observados por 4 horas previo al alta y evaluados diariamente en las primeras 72 horas. En éstos pacientes se debe considerar ingreso hospitalario en caso de:

- Fiebre persistente después de 2- 3 días del inicio de la antibioticoterapia empírica
- Recurrencia de fiebre después de un período de defervescencia
- Nuevos signos o síntomas de infección
- Intolerancia a la toma de medicamentos orales
- Hemocultivos positivos u obtención de resultados de pruebas microbiológicas con gérmenes no susceptibles al régimen inicial. (1, 5)

Alto Riesgo: Los pacientes de alto riesgo deben ser ingresados para evaluación y tratamiento de una posible infección. Este proceso no debería tomar más de 1 hora desde su evaluación hasta la administración de antibióticos. Deben recibir tratamiento inmediato con un antibiótico de amplio espectro antipseudomónico como piperacilina- tazobactam, cefepime o carbapenémicos (meropenem o imipenem). (1, 5)

- La vancomicina (u otros agentes activos contra cocos gram positivos) no se recomienda en el régimen antibiótico inicial. Deben considerarse en situaciones específicas como de infección de catéter, infección de tejidos blandos, neumonía grave o inestabilidad hemodinámica. (1,2)
- La elección del antibiótico debe guiarse por síntomas y hallazgos del examen físico, infecciones previas, colonización, resultados de cultivos y antibiogramas institucionales.
- En el caso de carbapenémicos es mejor reservarlos para infecciones complicadas como por gérmenes productoras de BLEE. No se recomiendan para cobertura de rutina en pacientes estables y sin complicaciones. (1)
- Se pueden considerar modificaciones a la terapia empírica inicial para pacientes con riesgo de infección por ciertos gérmenes (1,5):
  - S. aureus meticilino resistente- vancomicina, linezolid o en ausencia de neumonía, daptomicina.
  - Enterococos resistentes a la vancomicina- linezolid o daptomicina.
  - Bacterias gram negativas productoras de BLEE - carbapenémicos.
  - Organismos productores de carbapenemasa- colistin, tigeciclina, o un betalactámico con actividad contra gramnegativos resistentes.

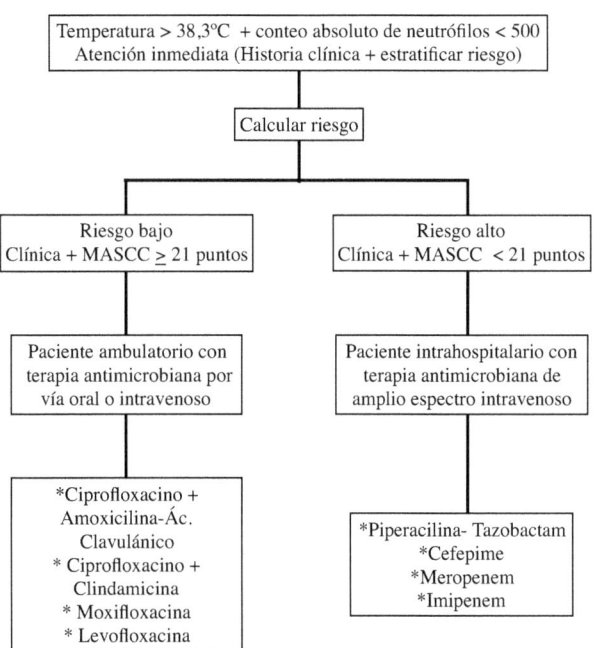

Figura 1. Manejo Inicial Neutropenia Febril

Hospitalización: Una vez hospitalizado, las evaluaciones deben ser diarias en búsqueda de un foco infeccioso. Se debe valorar periódicamente la estabilidad hemodinámica, persistencia de fiebre, sintomatología nueva y resultado de cultivos con lo que se deberá considerar permanecer con la antibioticoterapia iniciada, cambiar, combinar o incluso añadir antifúngicos o antivirales. El uso de antifúngicos no está descrito en el tratamiento empírico inicial, sin embargo su uso está recomendado en caso de persistir con fiebre por mas de 96 horas o si reaparece después de un periodo de defervescencia. El uso de tratamiento antiviral esta indicado en caso de presentar evidencia de un infección por virus. (12,13)

Duración del tratamiento: La duración se debe basar en la respuesta, evolución y características del paciente, así como del tipo de infección identificado. Si el paciente se encuentra asintomático, ha permanecido afebril por al menos 48 horas, su conteo de neutrófilos es ≥ 500 y los cultivos son negativos, se pueden suspender los antimicrobianos. Si el conteo de neutrófilos es ≤ 500 pero paciente no ha presentado complicaciones y ha permanecido afebril por 5-7 días, se pueden descontinuar los antibióticos salvo en algunos pacientes de alto riesgo como pacientes con leucemias o en neutropenia febril posquimioterapia en quienes generalmente se continua por al menos 10 días o hasta que el conteo absoluto de neutrófilos sea ≥ 500. (3)

Profilaxis
La profilaxis con fluoroquinolonas ha reducido las tasas de infecciones por bacterias gramnegativos, sin embargo se asocian con aumento de gérmenes multirresistentes. Existen algunos estudios que no demuestran una mejora en la supervivencia general con la profilaxis, por lo que su uso varía según los centros médicos. (1)

El uso profiláctico de factores estimulantes de colonias se puede considerar en pacientes en quienes el riesgo anticipado de fiebre y neutropenia sea >20%. Puede reducir el riesgo, severidad y duración de la neutropenia febril. Generalmente no están recomendados para el tratamiento de fiebre y neutropenia establecida excepto en casos con morbimortalidad incrementada como sepsis, infección de tejidos blandos y neutropenia prolongada. (2,12)

Pronóstico

La evaluación e inicio oportuno de antibioticoterapia empírica es fundamental. El pronóstico es peor en pacientes con bacteremia confirmada, con una mortalidad aproximada de 18% en bacteremia por gram negativos y 5% en gram positivos. La presencia de una infección localizada (neumonía, celulitis) también empeora el pronóstico. La mortalidad varía según el MASCC: <5% si el MASCC es ≥21 y 40% si el valor es menor a 15. (3) La implementación de profilaxis para evitar la aparición de nuevos episodios con factores estimulantes de colonias o para patógenos bacterianos, virales o micóticos dependerá del tipo de paciente, quimioterapia utilizada y del centro hospitalario.

Recomendaciones

La neutropenia febril se considera una emergencia que requiere evaluación urgente y administración de antibioticoterapia empírica dentro de la primera hora de llegada para disminuir la morbimortalidad asociada. Es importante tener conocimiento de los antecedentes y síntomas específicos del paciente, así como de la epidemiología local, que pueden dar pistas sobre patógenos específicos según el sitio afectado y posibles gérmenes resistentes. (1)

Los pacientes hospitalizados deben permanecer en aislamiento. La dieta debe consistir en comida bien cocida. Así mismo se debe implementar medidas de higiene tanto hospitalarias como en casa para los pacientes que incluya cuidados de piel, dental e higiene de manos. (2)

BIBLIOGRAFÍA

1. Zimmer AJ y Freifeld AG. Optimal Management of Neutropenic Fever in Patients With Cancer. Journal of Oncology Practice. 2018;15(1):19–25. Disponible en: http://dx.doi.org/10.1200/JOP.18.00269

2. Freifeld AG, Bow EJ, Sepkowitz KA, Boeckh MJ, Ito JI, Mullen CA, et al. Clinical Practice Guideline for the Use of Antimicrobial Agents in Neutropenic Patients with Cancer : 2010 Update by the Infectious Diseases Society of America. Clinical Practice Guideline. 2011;52.

3. Klastersky J. et al. Management of febrile neutropaenia : ESMO Clinical practice guidelines. Annals of Oncology. 2016;27(5): v-v118. doi:10.1093/annonc/mdw325

4. Orquera Carranco A. Perfil de infecciones, bacteriemias, resistencia antibiótica y mortalidad temprana en neutropenia febril, un análisis retrospectivo del periodo 2013-2015. [Trabajo de Titulación de posgrado presentado como requisito para la obtención del título de Especialista en Hematología]. Quito: Universidad San Francisco de Quito; 2018.

5. Taplitz RA, Kennedy EB, Bow EJ, Crews J, Gleason C, Hawley DK, et al. Outpatient Management of Fever and Neutropenia in Adults Treated for Malignancy : American Society of Clinical Oncology and Infectious Diseases Society of America Clinical Practice Guideline Update. American Society of Clinical Oncology. 2019;36(14).

6. Kumar V., Abbas A.K. y Aster J.C. Robbins y Cotran - Patología estructural y funcional. 8^a ed. Madrid: Elsevier; 2015;582-583

7. Champigneulle B. y Pène F. Oxford Textbook of Critical Care. [en línea]. 2da ed. Oxford. Oxford University Press. 2016 [Citado 2020 enero]. Capítulo 274. Pathophysiology and management of neutropenia in the critically ill. DOI: 10.1093/med/9780199600830.003.0274

8. Mandell, G.L., Bennett, J.E. y Dolin R. Mandell, Douglas y Bennett Enfermedades Infecciosas. 7ma ed. Barcelona: Elsevier; 2012;3780-3789

9. Klemencic S, Perkins J. Diagnosis and Management of Oncologic Emergencies. Western Journal of Emergency Medicine. 2019;20(2):316–22.

10. Braden C. Neutropenia. MedGenMed [en línea]. 2018. Sept. [citado enero 2020]. Disponible en: https://emedicine.medscape.com/article/204821-overview#a1

11. Lucas AJ, Candidate P, Olin JL, Coleman MD. Management and Preventive Measures for Febrile Neutropenia. P&T. 2018;43(4):228–32.

12. Rivas Llamas JR. Neutropenia febril: el punto de vista del hematólogo. Gaceta Mexicana de Oncología. 2016;15(4):212–21.

13. Heinz WJ, Buchheidt D, Christopeit M. Diagnosis and empirical treatment of fever of unknown origin (FUO) in adult neutropenic patients : guidelines of the Infectious Diseases Working Party (AGIHO) of the German Society of Hematology and Medical Oncology (DGHO). Annals of Hematology. 2017; DOI 10.1007/s00277-017-3098-3

CAPÍTULO 4

Endocarditis Infecciosa
Dr. Mateo Sánchez Villarroel

Endocarditis Infecciosa

Definición

La endocarditis infecciosa es una infección del endocardio predominantemente valvular, secundaria a la colonización por vía hematógena de microorganismos como bacterias, clamidias, rikettsias, micoplasmas, hongos o virus.1 La endocarditis infecciosa es una entidad anatomoclínica caracterizada por la infección microbiana del endotelio valvular, parietal o ambos, localizada predominantemente en el lado izquierdo del corazón, aunque también puede asentar en el derecho (drogadicción endovenosa), lo que produce inflamación, exudación y proliferación del endocardio La lesión más característica es la vegetación, constituida por una masa amorfa de plaquetas y fibrina, de tamaño variable, que contiene microorganismos múltiples y escasas células inflamatorias. Con menos frecuencia está infectado el endotelio vascular en el sitio de una coartación aórtica o de un conducto arterioso, lo cual constituye una endarteritis, pero el comportamiento clínico y manejo terapéutico son similares. (4)

A pesar de los diferentes adelantos para el diagnóstico y el tratamiento y de las distintas conductas de prevención, la mortalidad se mantiene elevada y su incidencia no ha cambiado en las últimas tres décadas.2 Esto seguramente se debe a diversos cambios epidemiológicos, como la mayor edad de los pacientes; la presencia de gérmenes más agresivos como agentes etiológicos; la resistencia a los antibióticos; las formas agudas, nosocomiales y protésicas, y la asociación con infección por VIH en drogadictos intravenosos (IVint), etcétera. La endocarditis infecciosa es, sin dudas, la enfermedad del corazón que exige la máxima colaboración multidisciplinaria dado que convoca a internistas, cardiólogos, cardiocirujanos, infectólogos, hematólogos, neurólogos, intensivistas, etc. (2,3)

La Endocarditis Infecciosa es una enfermedad que genera una larga estadía hospitalaria y es potencialmente mortal, por eso se requiere de la aplicación intrahospitalaria de protocolos de actuación asistencial que permita un diagnóstico precoz y una terapéutica antimicrobiana eficaz para, de esta manera, reducir los costos, complicaciones, secuelas, incapacidades y mortalidad, así como mejorar la satisfacción de pacientes y familiares. (5)

Epidemiologia

Hace años era una enfermedad que afectaba principalmente a los adultos con valvulopatía reumática, pero actualmente compromete con mayor frecuencia a pacientes ancianos con enfermedad valvular previa o con prótesis valvulares sometidos a procedimientos sanitarios. Son estos los factores predisponentes que han tomado relevancia en la actualidad: válvulas protésicas, esclerosis degenerativa, uso de drogas IV, mayor uso de procedimientos invasivos. Su incidencia sigue siendo baja en la infancia –afecta a pacientes con cardiopatía congénita– y va aumentando con la edad. Se observa en 3-10 casos cada 100.000 personas/ año y asciende a 14,5 episodios cada 100.000 personas/año en mayores de 70. La endocarditis infecciosa ocasiona 1 a 3 de cada 1.000 internaciones. En todas las series, la proporción varones:mujeres es 2:1, aunque se ha reportado un peor pronóstico en pacientes de sexo femenino, lo cierto es que las mujeres se someten menos a cirugía valvular, por lo que esto no es valorable. Podría estimarse que se producen aproximadamente entre 700 y 1.700 episodios por año. La mortalidad en los distintos países varía entre 15 y 35%. (2,7)

El estudio epidemiológico más grande que se ha realizado hasta el momento ha sido en 25 países, reportando que las válvulas más afectadas son las nativas (77.0%), siendo la válvula mitral (43.3%) y la aórtica (26.3%) las más perjudicadas. (5)

En ecuador

Se realiza un estudio descriptivo y retrospectivo de casos mediante la revisión de historias clínicas de pacientes diagnosticados con EI, en el Hospital Luis Vernaza (HLV) de Guayaquil desde el año 2000 al 2012. Inicialmente se obtuvieron 90 casos y luego de la aplicación de criterios de exclusión, ingresaron 47 casos al estudio.

El estudio permitió identificar que de los casos estudiados, el 55.32% correspondían al sexo masculino, la edad de los pacientes promedio fue de 40 años, la enfermedad valvular adquirida fue la causa predisponente más común y el microorganismo más común aislado en los hemocultivos fue S. aureus (n= 4; 8,51%), seguido de S. epidermidis, S. viridans y E. faecalis con igual frecuencia (n=3; 6,38%). Se encontró un número importante de hemocultivos negativos (n=25; 53,19%) y ningún organismo del grupo HACEK aislado.

Enfermedades Infecciosas

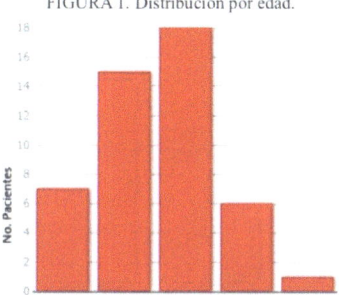

FIGURA 1. Distribución por edad.

El organismo más común aislado de los hemocultivos fue S. aureus (n=4; 8,51%). La frecuencia con que se presentaron los demás microorganismos se muestran en la tabla 1.

Microorganismo	No. Pacientes	Porcentaje (%)
Staphylococcus aureus	4	8,51
Staphylococcus epidermidis	3	6,38
Staphylococcus coagulasa negativos	1	2,13
Streptococcus viridans	3	6,38
Streptococcus mutans	2	4,26
Streptococcus gordonii	1	2,13
Enterococcus faecalis	3	6,38
Streptococcus agalactiae	1	2,13
Listeria Monocytogenes	1	2,13
Pseudomona aureginosa	1	2,13
Enterobacter aerogenes	2	4,26
Cultivos negativos	25	53,19 100,00
Total	47	

La epidemiología de esta entidad muestra baja incidencia en la infancia, aunque se ha incrementado últimamente, en virtud del aumento de la sobrevida de los portadores de las cardiopatías congénitas. En adultos se observa 1,7 a 4 casos por cada 100.000 personas, siendo mayor la incidencia en hombres que en mujeres (1,2 a 3:1) debido a la disminución de los casos de fiebre reumática.

Fisiopatologia
En la patogenia de la endocarditis infecciosa intervienen, casi siempre, una lesión cardíaca subyacente, una fuente de bacteriemia (evento predisponente) y la virulencia del germen. La infección diseminada por vía hematógena, producirá sepsis y fenómenos inmunológicos. El daño endotelial puede ser producido por flujo sanguíneo turbulento, por catéteres, por inflamación como en la carditis reumática, o cambios degenerativos en los ancianos que se asocian a inflamación, microúlceras y microtrombos. Al alterarse el endotelio se exponen proteínas de la matriz extracelular, se produce factor tisular, aparecen fibrina y plaquetas como parte del proceso de curación. Entonces se facilita la adherencia bacteriana y la infección.

la combinación de dos principales mecanismos. El primero es la presencia de una lesión en el endotelio vascular, seguido por la adherencia de bacterias y su consiguiente desarrollo. La lesión vascular inicia cuando el subendotelio se pone en contacto con la sangre, lo cual activa la cascada de coagulación. Una vez activo el proceso de coagulación, quedan expuestas grandes cantidades de fibrina, fibrinógeno y otras proteínas plasmáticas, que sirven como sitio de unión en las bacteriemias transitorias. Esto, a su vez, desencadena la activación de monocitos con liberación de citosinas, que llevan a mayor daño tisular. La asociación de producción de coágulos infectados y la respuesta de citosinas produce el nicho para la colonización bacteriana y la producción de las vegetaciones. El crecimiento de las vegetaciones se asocia con extensión local y a los tejidos. La afección a órganos a distancia como riñón, bazo y cerebro es secundaria al desprendimiento de vegetaciones sépticas. (3)

El prolapso de la válvula mitral, sobre todo cuando se asocia a insuficiencia mitral más significativa, ocupa el 20 a 29%. Lo siguen las cardiopatías congénitas, las enfermedades valvulares degenerativas, la presencia de prótesis valvulares (biológicas o mecánicas) y la miocardiopatía hipertrófica obstructiva. Asimismo puede desarrollarse EI en válvulas estructuralmente normales . En el estudio EIRA-2 realizado en nuestro medio por la SAC, se encontraron notables diferencias respecto del relevamiento realizado 10 años antes. Actualmente, los enfermos se presentan con mayor incidencia de cardiopatía previa identificable, prótesis valvulares, valvulopatías degenerativas, mientras se encuentra en retroceso la etiología reumática.(2)

Un 11% de los pacientes manifiestan antecedentes de EI previa. Pero además del daño endotelial se requiere una bacteriemia, como ocurre en infecciones diversas; en la drogadicción IV; en los procedimientos invasivos odontológicos, genitourinarios, endovasculares, etc. En ocasiones, el simple hecho del cepillado de dientes provoca bacteriemia, aunque de bajo grado y de corta duración, pero con su elevada incidencia explica que muchos de los casos se relacionen con este origen. La colonización del endotelio por los microorganismos genera un proceso inflamatorio, al que se suman detritos celulares y material trombótico. Este tejido, con escasa vascularización, forma vegetaciones que tienden a localizarse en sitios de mayor presión y mayor velocidad de flujo o donde se produce lesión endotelial por el jet.4 Tienden a producir embolización séptica y, consiguientemente, fenómenos vasculares. La destrucción valvular y la formación de abscesos son la causa de las principales complicaciones.

Clasificación
Actualmente, los lineamientos internacionales de las Sociedades Americana y Europea de Cardiología definen y clasifican a la endocarditis con base en su ubicación, asociación con material protésico, modo de adquisición y si la enfermedad es activa o recurrente.2

TABLA 2 3

AGUDA	SUBAGUDA
• Se manifiesta con marcada toxicidad • Curso fulminante • Afecta corazones sanos • Origina metástasis sépticas • Germen causal: Staphylococo aureus • No Tto: mortal en pocos días o semanas • Destruye rápido estructura endocavitaria	• Se manifiesta inespecífica; escasa toxicidad • Se presenta de forma insidiosa • Se localiza en corazones con daño previo • No suele producir metástasis sépticas • Germen causal: Estreptococo viridans

TABLA 3 2,3

Según su ubicación y presencia de material intracardíaco
•EI de válvula nativa izquierda •Aguda: cuando el cuadro clínico lleva menos de un mes de evolución •Subaguda: cuando el cuadro clínico lleva menos de 6 meses de evolución •Crónica: los síntomas llevan más de 6 meses de evolución •EI de válvula protésica (EVP) izquierda: •EVP temprana: menos de 1 años tras la cirugía •EVP tardía: más de 1 año tras la cirugía •EI derecho •EI relacionada con dispositivos (marcapasos, cardiodesfibriladores)

TABLA 4 3,4

Según modo de adquisición
•EI asociada a la asistencia sanitaria •Nosocomial: la EI se desarrolla en un paciente hospitalizado por más de 48 horas •No nosocomial: los signos o síntomas comienzan antes de las 48 horas del ingreso (asistencia en casa con terapia endovenosa (EV), hemodiálisis o quimioterapia EV, residente de geriátrico) •EI adquirida en la comunidad •EI asociada al uso de drogas IV: esta forma tiene mayor incidencia en pacientes con serología positiva HIV en relación con drogadictos con serología negativa. El uso de drogas IV es el factor de riesgo más común para el desarrollo de la EI recurrente de válvula nativa. La mortalidad de EI en pacientes con serología positiva de VIH está afectada por el grado de inmunosupresión.
Según los resultados microbiológicos
•EI con hemocultivos positivos: es la categoría más importante con el 90% de los casos. Las bacterias más frecuentes son: estreptococos, enterococos (ambos a menudo sensibles a penicilina G) y estafilococos. En los últimos años el Staphylococcus aureus en los países desarrollados es el germen causal más frecuente tanto en EI sobre válvula nativa como sobre válvula protésica8

- Estafilococos coagulasa-negativos (ECN): los ECN continúan siendo uno de los agentes contaminantes más frecuentes de los hemocultivos y su incidencia en endocarditis de válvula nativa es mucho menor que el del resto de los microorganismos mencionados; no obstante, es necesario recomendar la identificación a nivel de especie y la comparación de los antibióticos en las diferentes muestras de hemocultivos, a fin asegurar que se trata de idénticos aislamientos. También se recomienda la identificación de la especie Staphylococcus lugdunensis debido a su mayor virulencia, comparable a la de S. aureus y a que la interpretación de la resistencia a los antibióticos betalactámicos es diferente de la de las restantes especies de ECN.
- EI con hemocultivos negativos 2,8
- EI debido a tratamiento antibiótico anterior: Se da en pacientes con fiebre inexplicada que son tratados antes de realizar hemocultivo y sin tener en cuenta la posibilidad de endocarditis.
- EI frecuentemente asociada a hemocultivo negativo Generalmente provocada por microorganismos nutricionalmente más exigentes como el grupo HACEK (Aggregatibacter —ex Haemophilus, Actinobacilus—, Cardiobacterium, Eikenella, Kingella), Brucella, variantes nutricionales de estreptococos (VNE) y hongos.
- EI asociada a hemocultivos constantemente negativos Es causada por microorganismos intracelulares como Coxiella burnetii, Bartonella, Chlamydophila. Corresponde al 5% de los casos. En la actualidad, los medios comerciales y los sistemas automatizados para hemocultivos detectan la mayor parte de estos agentes; sin embargo, otros microorganismos causales de endocarditis no pueden ser detectados con este procedimiento (Coxiella, Chlamydophila, Bartonella). Algunas metodologías adicionales se recomiendan en esta situación.8.9
- Brucella spp: cultivo de sangre (lisis centrifugación o hemocultivo automatizado o hemocultivo bifásico), serología, cultivo, inmunohistología y PCR de la válvula extraída.
- Coxiella burnetii: serología (IGG de fase 1 > 1:800), cultivo, inmunohistología y PCR de la válvula extraída
- Bartonella spp: ídem Brucella
- Tropherima whipplei: histología y PCR de válvula
- Mycoplasma spp: inmunohistología y PCR de la válvula extraída
- Legionella spp: ídem Brucella.

Presentación Clínica
La forma clínica de presentación puede ser aguda y rápidamente progresiva, pero también puede iniciarse en forma subaguda, con febrícula y sin síntomas específicos. Los síntomas y signos originados por la EI son consecuencia de bacteriemia o fungemia, valvulitis activa, embolia periférica o fenómenos inmunológicos y vasculares. En general, los casos de EI aguda (como en la de drogadictos por vía IV) se desarrollan muy rápido como para presentar fenómenos vasculares inmunológicos, que son característicos de la presentación subaguda.

Las embolias periféricas aparecen en casos de compromiso izquierdo y las embolias sépticas pulmonares se observan en EI derechas.

Síntomas y signos más frecuentes 1,4,6
•Fiebre, el síntoma más frecuente (90%)
•Escalofríos – Pérdida de peso y apetito
•Mialgias, artralgias
•Disnea. Entre el 30 y el 40% se presenta inicialmente con signos de insuficiencia cardíaca
•Cefalea, confusión, déficit neurológico, coma
•Los soplos cardíacos están presentes en el 85% de las oportunidades
•Pericarditis
•Esplenomegalia
•Fenómenos vasculares:
•Embolias periféricas
•Embolias pulmonares
•Aneurismas micóticos
•Petequias, hemorragias subconjuntivales
•Hemorragias en astilla (subungueales)
•Manchas de Janeway
•Fenómenos inmunológicos:
•Glomerulonefritis
•Manchas de Roth (hemorragias retinianas)
•Nódulos de Osler.
Laboratorio:
•Hemocultivos positivos en el 90% de los casos (10-11).
•Leucocitosis.

- Anemia.
- PCR y eritrosedimentación elevada.
- Microhematuria.
- Compromiso de la función renal frecuente.
- VIH.
- Factor reumatoideo.

ECG:
Un trastornos de conducción nuevo con prolongación de PR debe hacer pensar en abscesos intracardíacos. Pueden aparecer cambios relacionados con pericarditis o cambios isquémicos por embolia coronaria.

Rx de tórax:
Son frecuentes la cardiomegalia, los signos de hipertensión venocapilar pulmonar y signos de embolia pulmonar séptica.

Ecocardiografía y Doppler Cardíaco

La ecocardiografía Doppler transtorácica (ETT) y la transesofágica (ETE) son fundamentales para el diagnóstico de la EI así como para la detección de las complicaciones y el manejo terapéutico2. El elemento cardinal del diagnóstico ecográfico es la vegetación, definida como una masa móvil, solidaria a una válvula del lado expuesto al jet turbulento (del lado auricular para las válvulas auriculoventriculares y del lado ventricular para las ventriculoarteriales), próxima a la línea de cierre valvular, que puede también ubicarse sobre otras estructuras endocárdicas, como el borde de una comunicación interventricular o sobre material protésico intracardíaco. (10)

Otros hallazgos ecográficos característicos son el absceso (imagen perivalvular, ya sea ecodensa o anecoica según su estadio) y la nueva dehiscencia de una prótesis valvular; asimismo lo son otras complicaciones de la endocarditis como el pseudoaneurisma, la fístula entre dos cavidades cardíacas y la perforación valvular (más frecuente en la válvula aórtica) o la ruptura cordal. Debe destacarse que el absceso es más frecuente que la vegetación en la endoarditis sobre prótesis mecánicas, mientras que las bioprótesis y los homoinjertos se comportan en forma similar a las válvulas nativas, predominando la vegetación y la destrucción del tejido valvular. La ecocardiografía Doppler permite medir los tamaños de las cavidades cardíacas, evaluar la función de ambos ventrículos, valorar chorros regurgitantes y disfunciones protésicas, estimar la presión arterial pulmonar y detectar cortocircuitos intracardíacos. (3,5)

La sensibilidad de la ETT para detectar vegetaciones varía entre el 40 y el 65% y la de la ETE entre el 90 y el 100%. Para los abscesos, la sensibilidad promedio es de 27% para la ETT y 87% para la ETE (22-26). Las diferencias a favor de la ETE son explicables por la mayor proximidad de las estructuras cardíacas al transductor, la posibilidad de usar mayores frecuencias de emisión, la visualización habitualmente completa de los aparatos valvulares y la no interposición de otros tejidos; permite detectar vegetaciones múltiples o más pequeñas (en vegetaciones de menos de 5 mm, la sensibilidad de la ETT se reduce al 25%),2 visualizar con más precisión complicaciones de la EI como abscesos o fístulas y analizar más adecuadamente las prótesis valvulares y las zonas cardíacas enmascaradas por su reflectividad y atenuación; es el método ideal para la detección de vegetaciones sobre catéteres electrodos o de otro tipo. Su realización está indicada ante la sospecha de EI en presencia de prótesis valvulares, especialmente si son mecánicas, de otros dispositivos intracardíacos, en casos de ETT de mala calidad diagnóstica o si es negativa y la sospecha clínica es alta, sobre todo en un paciente con hemocultivos positivos para Staphylococcus aureus (27). La ETE no es recomendable en pacientes con ETT negativa de buena calidad y si la presunción clínica es baja. (3,4)

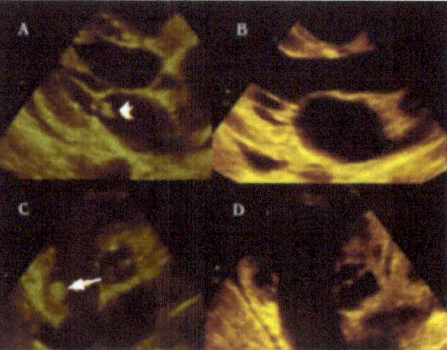

Figura 2: Ecocardiograma de vegetación en válvula mitral (cabeza de flecha) y tricúspide (flecha). Antes (A,C) y veinte días después (B,D) de tratamiendo médico.

Profilaxis

La profilaxis antimicrobiana para prevenir la EI en pacientes que serán sometidos a procedimientos dentales, gastrointestinales y urológicos inició en 1995 por recomendación de la AHA Posteriormente, las recomendaciones de la Sociedad Europea de Cardiología en su versión de 2009 y las guías de la Sociedad Americana de Cardiología y de la Asociación Americana del Corazón, en su revisión 200, proponen que la profilaxis antimicrobiana sólo deberá de considerarse para los siguientes grupos de pacientes: (5,7,10)

- Portadores de válvula protésica o material protésico utilizado para la reparación de una válvula cardiaca,
- Antecedente de endocarditis previa
- Pacientes con las siguientes cardiopatías previas:
- Cardiopatía cianótica congénita, sin cirugía de reparación o con defectos residuales, cortocircuitos o conductos paliativos.
- Cardiopatía congénita tratada con material protésico por al menos seis meses después de la cirugía.
- Persistencia de defecto residual en el lugar de la zona de implantación de material protésico. Estas recomendaciones son catalogadas como evidencia IIa, nivel C por la Sociedad Europea de Cardiología. [3,4,10]

Existe nueva evidencia sobre la asociación entre la endocarditis y los procedimientos urológicos y gastroenterológicos, en especial, la endoscopia. El riesgo de la EI en pacientes ancianos con inmunocompromiso y cáncer es aún mayor, por lo cual se sugiere dar profilaxis.12 Esto deberá ser considerado en la próxima elaboración de guías. La endocarditis asociada con los cuidados de la salud es la que tiene peores complicaciones y se asocia con una alta mortalidad en el primer año con un RR de 2.59 veces mayor. Todo esto debe ser evaluado en cada hospital para que se tomen adecuadas medidas de prevención.

Diagnostico
Criterios Diagnósticos de Endocarditis

Los Criterios de Duke se basan en resultados clínicos, ecocardiográficos y microbiológicos. La sensibilidad y especificidad es de aproximadamente el 80% (18,19). Resultan muy útiles en el diagnóstico de la EI de válvula nativa izquierda pero no reemplazan el juicio clínico. Su precisión diagnóstica decae en presencia de EI de válvulas derechas, EI de válvula protésica, EI de marcapasos o CDI y endocarditis con hemocultivos negativos.

Endocarditis infecciosa definitiva A. Criterios patológicos: • Microorganismos demostrados por cultivos o examen histológico de una vegetación, una vegetación que embolizó, o un absceso intracardíaco; • Lesiones patológicas; vegetación o absceso intracardíaco confirmado por examen histológico que muestre endocarditis activa A. Criterios clínicos 2 criterios mayores; o – 1 criterio mayor y 3 criterios menores; o – 5 criterios menores
Endocarditis infecciosa posible • 1 criterio mayor y 1 criterio menor; o • 3 criterios menores
Endocarditis infecciosa rechazada • Firme alternativa diagnóstica que explique el cuadro; • Resolución del síndrome de EI con terapia antibiótica por 4 días; • Ausencia de evidencia patológica de EI en cirugía o autopsia, con antibióticos por 4 días; • No se encuentran criterios para considerar EI posible

Definición de términos usados en los Criterios de Duke modificados para el diagnóstico de endocarditis infecciosa (13,14)

CRITERIOS MAYORES	• Hemocultivo positivo para EI: • Microorganismos típicos consistentes con EI de 2 cultivos separados: Streptococcus grupo viridans (a), Streptococcus bovis (a), grupo HACEK (b), Staphylococcus aureus; o enterococo adquirido de la comunidad en ausencia de un foco primario; • Microorganismos consistentes con EI de hemocultivos persistentemente positivos definido como: al menos 2 hemocultivos positivos de muestras tomadas al menos con 12 horas de separación; o 3 o la mayoría si son más de 4 hemocultivos separados (con primera y última muestra tomada con al menos 1 hora de separación) • Hemocultivo simple positivo para Coxiella burnetii o antifase 1 IgG título de anticuerpos >1:800 2) Evidencia de compromiso endocárdico • Presencia de nuevo soplo regurgitante; • Ecocardiograma positivo para EI (ETE recomendado para pacientes con válvulas protésicas, considerado al menos "posible EI" por criterios clínicos, o EI complicada [absceso perivalvular]; ETT como primera prueba en otros pacientes) definido como: masa intracardíaca oscilante sobre válvula y aparato subvalvular, en el camino de jets regurgitantes, o sobre material implantado en ausencia de otra explicación anatómica alternativa; o absceso; o dehiscencia parcial nueva de válvula protésica; nueva regurgitación valvular (empeoramiento o cambio en soplos preexistentes no es suficiente)[9]
CRITERIOS MENORES	• Predisposición, condición cardíaca predisponente o uso de fármacos IV. • Fiebre, temperatura > 38 °C. • Fenómenos vasculares, embolia de arteria mayor, infarto pulmonar séptico, aneurisma micótico, hemorragia intracraneal, hemorragia conjuntival y lesiones de Janeway. • Fenómenos inmunológicos: glomerulonefritis, nódulos de Osler, manchas de Roth y factor reumatoide. • Evidencia microbiológica: hemocultivos positivos pero que no reúnen lo necesario para criterio mayor, como se menciona antes, o evidencia serológica de infección activa con organismos consistentes con EI • Criterio ecocardiográfico menor eliminado.

Complicaciones
Complicaciones neurológicas 4,3
Aparecen en un 20-40% de los pacientes con EI y son consecuencia de embolización. Las formas clínicas son ACV isquémico o hemorrágico, AIT, embolia cerebral, meningitis y encefalopatía tóxica. El germen que más frecuentemente provoca estas complicaciones es S. aureus. Luego de un evento neurológico, la mayoría de los pacientes tiene indicación quirúrgica, excepto en caso de hemorragia intracraneal en el que el pronóstico neurológico es peor después de la cirugía, por lo que habría que posponerla al menos 1 mes.

Aneurismas infecciosos 2
Son resultado de una embolia séptica a los vasa vasorum con la posterior propagación de la infección a través de los vasos intimales. La ubicación más frecuente es intracraneal. Clínicamente se presentan en forma variable pero, si hay síntomas, la TC o la RMN son fiables para el diagnóstico, aunque la angiografía es la técnica de referencia. Si se rompen, el pronóstico es muy malo. En los de tamaño grande se aconseja terapia neuroquirúrgica o endovascular.

Insuficiencia renal aguda 7
Es una complicación común (30%) y de mal pronóstico. Entre las posibles causas se pueden mencionar: infarto renal, toxicidad ATB, nefrotoxicidad por agentes de contraste, fallo hemodinámico y glomerulonefritis vasculítica. Puede ser necesaria la hemodiálisis, pero a menudo la IR es reversible.

Principios Generales para el Tratamiento Antimicrobiano de la Endocarditis Infeccios
El objetivo del tratamiento antimicrobiano de la EI es alcanzar la curación mediante la esterilización de las vegetaciones. Las características propias de la vegetación (alto inóculo bacteriano con actividad metabólica reducida, en una matriz fibrinoplaquetaria que impide el ingreso de las células fagocíticas del huésped) demandan el empleo de ATM bactericidas (solos o combinados) en dosis altas, administrados por vía parenteral y durante un tiempo prolongado la mayoría de las veces.

Hospitalización: se recomienda que todos los pacientes con sospecha de EI sean hospitalizados, al menos durante la evaluación y el tratamiento iniciales. Es de fundamental importancia categorizar al paciente para:
- Definir si es necesario un tratamiento antibiótico empírico
- Estimar e identificar el microorganismo responsable
- Establecer la necesidad de tratamiento quirúrgico

Consulta quirúrgica: una vez establecido el diagnóstico de EI, es clave y sustancial para el pronóstico de la enfermedad definir si se requiere o no un centro quirúrgico para el manejo del paciente. En este sentido, se sugiere realizar la consulta quirúrgica (en el lugar donde se ha hospitalizado al paciente o derivándolo tempranamente a un centro que cuente con cirugía cardíaca) en los siguientes escenarios:
- EI del corazón izquierdo con insuficiencia valvular de moderada a grave
- EI del corazón izquierdo con vegetaciones > 10 mm § In § suficiencia cardíaca (aun de grado I-NYHA).
- Inestabilidad hemodinámica; requerimiento de fármacos vasoactivos § Complicaciones (p. ej., absceso, perforación valvular, embolias sistémicas, etc.)
- EI asociada a implantes intracardíacos (válvula protésica, marcapasos, etc.).

Inicio del tratamiento: Si el paciente se encuentra gravemente enfermo, con criterios de sepsis o ante la sospecha de EI aguda, o en ambas circunstancias, se recomienda tomar los hemocultivos en 10-20 minutos, e iniciar tratamiento antimicrobiano empírico para controlar la progresión de la enfermedad. En el caso de un paciente con enfermedad de evolución subaguda o cuadro clínico inespecífico o con ambos, y que se encuentra clínicamente estable, es conveniente aguardar los resultados de los hemocultivos para elegir el tratamiento antimicrobiano más adecuado, dado que esta situación no se considera una urgencia y el tratamiento empírico puede dificultar el diagnóstico final.[2,3,5] Si el paciente recibió ATM en las últimas 2 semanas y su condición clínica es estable, puede demorarse el inicio del tratamiento y tomar hemocultivos seriados para aumentar el rédito microbiológico.

Vía y forma de administración: Siempre se recomienda el tratamiento antimicrobiano por vía parenteral (intravenosa o intramuscular). En general, deben usarse los ATM con:
- Dosis diarias máximas
- Dosis repartidas
- Intervalos reducidos (c/4-6 h): penicilina, ampicilina, cefalotina y cefazolina. Cuando se emplea la cefalotina, como tiene una vida media de eliminación más corta, se prefiere su empleo cada 4 horas a diferencia de la cefazolina que puede administrarse cada 8 horas. Sin embargo, por la disponibilidad de nuevos agentes, diversas experiencias clínicas han mostrado que el tratamiento por VO podría tener un lugar en los siguientes escenarios:
- Adictos IV con EI derecha no complicada por SAMS (S. aureus sensible a la meticilina).
- Bacterias de crecimiento intracelular (Coxiella burnetii, especies de Brucella).
- Tratamiento supresivo prolongado en pacientes que no son candidatos al reemplazo valvular. Switch therapy (cambiar el tratamiento parenteral a oral) para completar el tratamiento en adultos con EI por Streptococcus sensibles a la penicilina (véase más adelante) y en niños con EI no complicada, por microorganismos sensibles.

> **Duración:** La duración del tratamiento debe ser suficiente como para esterilizar la vegetación y evitar recaídas. Es variable de acuerdo con el germen involucrado, la válvula comprometida (p. ej., EI derechas), las características del huésped (p. ej., adictos intravenosos), el tipo de régimen antimicrobiano utilizado (monodroga o asociación de drogas) y la presencia de eventuales complicaciones. La duración mínima es de 2 semanas, aunque la mayoría de las veces es necesario prolongar el tratamiento hasta 4 a 6 semanas e incluso por períodos mayores (no menores de las 6 semanas) en caso de EI que compromete una válvula protésica.[3,6,9]

TABLA 5 [3,4,9]

Esquema	Dosis	Duración	Clase de evidencia	Comentario
Penicilina	12-18 MU/día IV en o en 6 dosis	4 semanas	IB	Tratamiento de elección, fundamentalmente en pacientes ancianos o con trastornos renales o del VIII par craneal
Ampicilina	100-200 mg/kg/día IV en 4 a 6 dosis			
Ceftriaxona	2 g/día IV o IM en 1 dosis diaria			
Penicilina	12-18 MU/día IV en o en 6 dosis	2 semanas	IB	La gentamicina puede reemplazarse por estreptomicina 7,5 mg/kg IM
Ampicilina	100-200 mg/kg/día IV en 4 a 6 dosis			
Ceftriaxona	2 g/día IV o IM en 1 dosis diaria			
Gentamicina	3 mg/kg IV cada 24 hs en 1 dosis			
Vancomicina	15-20 mg/kg/dosis c/8-12	4 semanas	IB	Solo recomendado en aquellos pacientes con alergia a pencilina y a cefalosporinas. Debe monitorizarse la dosis sérica para alcanzar rangos entre.

Recomendaciones de la Cirugía en la Endocarditis Infecciosa en Actividad

A continuación se detallan las recomendaciones de tratamiento quirúrgico de acuerdo al nivel de evidencia, con el correspondiente grado de recomendación. Uno de los puntos más importantes en la decisión de intervenir a un paciente con EI, consiste en determinar el tiempo quirúrgico apropiado. Se consideró emergencia a la necesidad de intervención quirúrgica dentro de las 24 h del ingreso del paciente a un centro asistencial, urgencia cuando el procedimiento se lleva a cabo luego de las 24 h y hasta 1-2 semanas luego del ingreso, y cirugía programada cuando el tiempo para la intervención fue mayor a 1 o 2 semanas.

Clase I
1) Insuficiencia cardíaca sin respuesta adecuada al tratamiento médico particularmente en presencia de insuficiencia aórtica o mitral grave de grado severo u obstrucción valvular en válvula nativa o por disfunción protésica. Momento = Emergencia. Nivel de evidencia B.
2) Insuficiencia aórtica o mitral aguda grave severa u obstrucción valvular con insuficiencia cardíaca o signos ecocardiográficos de pobre tolerancia hemodinámica (hipertensión pulmonar o cierre temprano de la mitral, o ambos. Momento = Urgente. Nivel de evidencia B.
3) Infección persistente con hemocultivos positivos (fiebre, leucocitosis y bacteriemia) en ausencia de otro foco infeccioso extracardíaco demostrable luego de 7 a 10 días de terapéutica antibiótica adecuada. Momento = Urgente. Nivel de evidencia B.
4) Seudoaneurisma, fístula, vegetación creciente y/o absceso perivalvular (trastorno de la conducción de reciente aparición en una endocarditis aórtica, imagen ecocardiográfica por ecocardiografía transesofágica), especialmente si son producidos por especies de Staphylococcus, gérmenes gramnegativos o los que aparecen en pacientes con prótesis valvular. Momento = Urgente. Nivel de evidencia B.
5) Endocarditis fúngica o por organismos multirresistentes. Momento = Urgente/electivo. Nivel de evidenica B.
6) Embolia recurrente (> de 1 episodio) luego de adecuada terapéutica antibiótica con visualización de vegetaciones residuales y habiendo descartado otra fuentes embolígena. Momento = Urgente. Nivel de evidencia B.
7) Endocarditis definida en pacientes con marcapasos o cardiodesfibriladores (demostrada por fiebre persistente con hemocultivos positivos persistentes y/o presencia de vegetaciones en el ecocardiograma transesofágico) (extracción del sistema). Momento = Urgente. Nivel de evidencia B

Recomendaciones
Se le brindará por parte del cardiólogo de asistencia una panorámica general de l pa enfermedad, los riesgos de la misma, complicaciones, secuelas a largo plazo y del beneficio para el tratamiento de su enfermedad infecciosa, ya sea médico, quirúrgico, o ambos. Se llenará un documento denominado consentimiento informado donde se expone las características y riesgos del proceder quirúrgico. El paciente o familiar cercano deberá firmar este documento si está de acuerdo con lo expuesto en el mismo.

BIBLIOGRAFÍA

1. Salmo F, Guevara E, Casabe JH, Torino A, Deschle H, Cortes C y cols. Endocarditis infecciosa asociada con dispositivos electrónicos implantables intracardíacos Nuestra experiencia Rev Argent Cardiol 2007;75:279-82.
2. Sohail MR, Uslan DZ, Khan AH, Friedman PA, Hayes DL, Wilson WR, et al. Management and outcome of permanent pacemaker and implantable cardioverter-defibrillator infections. J Am Coll Cardiol 2007;49:1851-9
3. Lopez J, Revilla A, Vilacosta I, Villacorta E, Gonzalez-Juanatey C, Gomez I, et al. Definition, clinical profile, microbiological spectrum,and prognostic factors of early-onset prosthetic valve endocarditis. Eur Heart J2007;28:760-5
4. Horacio M, Liliana C, Mozún T, Nacinovich F Consenso de endocarditis infecciosa, Revista Argentina de Cardiología, 2018
5. Yamaguchi H, Eishi K, Yamachika S, Tanigawa K, Izumi K, Matsukuma S._ Combined aortic and mitral valve repair in active infective endocarditis. Jpn J Thorac Cardiovasc Surg. 2005 Jul;53(7):372-6. Brouqui P, Raoult D. New insight into the diagnosis of fast dious bacterial endocardiΘ s. FEMS Immunol Med Microbiol. 2006; 47 (1): 1-13. doi: 10.1111/j.1574-695X.2006.00054.x. PubMed PMID: 16706783
6. Rivas P, Alonso J, Moya J, de Gorgolas M, Martinell J, Fernández Guerrero ML._ The impact of hospital-acquired infections on the microbial etiology and prognosis of late-onset prosthetic valve endocarditis. Chest. 2005 Aug;128(2): 764-71.
7. Fournier PE, Thuny F, Richet H, Lepidi H, Casalta JP, Arzouni JP et al. Comprehensive diagnosΘ c strategy for blood culture-negative endocarditis: a prospective study of 819 new cases. Clinical infectious diseases: an offi cial publicaΘ on of the InfecΘ ous Diseases Society of America. 2010; 51 (2): 131-140. doi: 10.1086/653675. PubMed PMID: 20540619.
8. . Habib G, Hoen B, Tornos P, Thuny F, Prendergast B, Vilacosta I, et al. The Task Force of ESC Guidelines on prevention, diagnosis and treatment of infective endocarditis (2015 version). European Heart Journal doi:10.1093/eurheartj/ehv319
9. Vlessis AA, Hovaguimian H, Jaggers J, Ahmad A, Starr A. Infective endocarditis: Ten years review of medical and surgical therapy. Ann Thorac Surg 1996;61:1217-22
10. Yamaguchi H, Eishi K, Yamachika S, Tanigawa K, Izumi K, Matsukuma S._ Combined aortic and mitral valve repair in active infective endocarditis. Jpn J Thorac Cardiovasc Surg. 2005 Jul;53
11. J.S. Li, D.J. Sexton, N. Mick, R. Nettles, V.G. Fowler, T. Ryan, et al.Proposed modifications to the Duke criteria for the diagnosis of infective endocarditis clin Infect Dis Off Publ Infect Dis Soc Am., 30 (2000), pp. 633-638
12. D. Hori, K. Noguchi, Y. Nomura, H. TanakaPerivalvular pseudoaneurysm caused by streptococcus dysgalactiae in the presence of prosthetic aortic valve endocarditisAnn Thorac Cardiovasc Surg Off J Assoc Thorac Cardiovasc Surg Asia., 18 (2012), pp. 262-265
13. . Wayne, PA. CLSI document M100-S17: CLSI, 2007

BIBLIOGRAFÍA

14.. Deresinski S. Vancomycin in Combination with Other Antibiotics for the treatment of Serious Methicillin-Resistant Staphylococcus aureus Infections Clin Infect Dis 2009;49:1072-9

15. Sweeney MS, Reul GJ Jr, Cooley DA, Ott DA, Duncan JM, Frazier OH, et al. Comparison ofbioprosthetic and mechanical valve replace- Comparison ofbioprosthetic and mechanical valve replacement for active endocarditis. J Thorac Cardiovasc Surg 1985; 90: 676-80.

CAPÍTULO 5

Diverticulitis
Autor: Dr. Edwin David Boada Sánchez

Definición
La diverticulitis es el resultado de una infección localizada a nivel del intestino grueso, principalmente se manifiesta en el colon sigmoides.

Ésta se presenta en forma de evaginaciones o sacos dentro de la mucosa y submucosa de la pared del intestino grueso; por elevación de la presión del mismo, conduciendo a la formación de divertículos, es decir cuando una de estas evaginaciones o sacos llegan a infectarse provocan una diverticulitis (1).

Epidemiología
En la actualidad según la "Organización Mundial de Gastroenterología" la enfermedad diverticular tiene una prevalencia del 5 al 45%(2). De acuerdo a la edad, el desarrollo de la enfermedad diverticular es más prevalente en un 65% a los 80 años, siendo más común en el sexo femenino a partir de los 70 años de edad. tab1(2).

Aproximadamente 1 de cada 4 casos de enfermedad diverticular evolucionará a diverticulitis infecciosa, de los cuáles 2/3 corresponde a diverticulitis simple y 1/3 de los casos se complica con la formación de abscesos, fístulas, procesos obstructivos, peritonitis y en últimas instancias sepsis (2) (3).

Por otra parte la dieta baja en fibra, el alto contenido de carnes refinadas y la dieta hiperproteica hacen que la prevalencia de la enfermedad diverticular se dé en aumento en países desarrollados, principalmente en la región occidental; donde los estilos de vida juegan un papel muy importante para el desarrollo de esta patología.

Tab1. Perfil epidemiológico de la enfermedad diverticular.

Edad	Sexo	Distribución colónica
< 40 años: 2-5% 40 años: 5% 60 años: 30% 80 años: 65 %	< 50 años: predominio masculino 50-70 años: se inclina por el sexo femenino > 70 años: predominio femenino	Colon sigmoides: 95% Próximo al colon sigmoideo: 4%

Fuente: Organización Mundial de Gastroenterología
Elaborado por: Dr David Boada

En el Hospital José Carrasco Arteaga de Cuenca, Ecuador, se realizó un estudio utilizando la base de datos del mismo a partir de las historias clínicas, en un período comprendido entre el año 2010 al 2014 con un total de 98 pacientes que presentaban criterios de enfermedad diverticular, de los cuales el 71% desarrolló diverticulitis, con una prevalencia del 64.28% a partir de los 59 años (4).

Fisiopatología

La enfermedad diverticular (divertículos) y la progresión a diverticulitis se basa en múltiples causas que aunque no estén del todo comprendidas, se han tomado en cuenta como factores de riesgo a la dieta baja en fibra, disminución de la motilidad colónica, microbiota, factores genéticos, cambios perjudiciales en los estilos de vida (obesidad, tabaquismo) y disminución de vitamina D. graf1 (5) (6).

Motilidad colónica

Según datos epidemiológicos la enfermedad diverticular se da a partir de la sexta década de vida, por lo que se produce un aumento en la degeneración neural, dando como consecuencia una disminución de las células de Cajal, las cuales se comportan como el marcapaso del tubo digestivo; lo que generaría variaciones en la contractibilidad del intestino grueso principalmente en la porción sigmoidea, estos cambios permiten que se dé un aumento de la presión intraluminal, debilitando así la pared colónica y provocando herniaciones de la misma, formando lo que se conoce como divertículos (5) (6).

Microbiota intestinal

Los cambios en la microbiota intestinal en la enfermedad diverticular están en estrecha relación a factores de riesgo tales como: la dieta baja en fibra y cambios en los estilos de vida, lo que produce una disminución del microbioma intestinal, facilitando que bacterias oportunistas colonicen en el colon provocando diverticulitis. Se ha demostrado que la dieta rica en fibra produce un aumento de microbiomas, debido a que es una fuente importante de energía al metabolizar carbohidratos complejos en ácidos grasos, favoreciendo al crecimiento de la microflora bacteriana intestinal permitiendo la regulación en la función de la barrera colónica (7).

Dieta
En diferentes estudios realizados existe una gran controversia entre el alto y bajo contenido de fibra en la dieta, Peery et al. Investigó la relación entre los hábitos intestinales y la baja ingesta de fibra, dando como conclusión que no existe diferencia significativa en el número de deposiciones y la consistencia de la misma para el desarrollo de diverticulosis; sin embargo los estudios demostraron que altos contenidos de fibra en los alimentos disminuían el riesgo de complicaciones de diverticulitis, facilitando los movimientos intestinales, el tránsito intestinal, los movimientos peristálticos del colon y la disminución de la presión intracolónica (6).

Factores genéticos
El gen TNFSF15 se encuentra relacionado con el desarrollo de enfermedad diverticular y riesgo de evolucionar a diverticulitis; otras enfermedades genéticas como el síndrome de Williams Beuren y Ehler Danlos, trastornos relacionados con alteraciones del tejido conectivo, hacen que se produzca cambios en las fibras musculares del intestino grueso, principalmente a nivel de colon sigmoides provocando disminución en la resistencia de la pared intracolonica, que junto con la elevación de la presión intraluminal se facilite a la formación de herniaciones en la pared intestinal, dando a la creación de divertículos (8).

Rol de la Vitamin D
Un estudio realizado por Maguire et al, comparó a pacientes que presentaban un cuadro clínico de diverticulitis simple vs diverticulitis complicada, en el cual se analizó los niveles séricos de vitamina D encontrando altos niveles de esta vitamina en los pacientes con enfermedad diverticular no complicada, los resultados fueron estadísticamente significativos, dando como conclusión que niveles séricos altos de vitamina D se comportan como un factor protector para el desarrollo de diverticulitis (6).

El papel de la obesidad y el estilo de vida
La obesidad es un factor de riesgo para el desarrollo de diverticulitis, índices de masa corporal >30 se han visto relacionados con un aumento en el número de hospitalizaciones por diverticulitis complicada, Probablemente se deba a que el aumento de grasa a nivel mesentérico active a los macrófagos en el

tejido adiposo provocando un efecto proinflamatorio activando así a las adipoquinas y quemoquinas produciendo efectos a nivel de la estructura celular del intestino grueso que conlleven a inflamación y formación de divertículos (6) (8).

Gráfico 1. Fisiopatología de la diverticulitis.

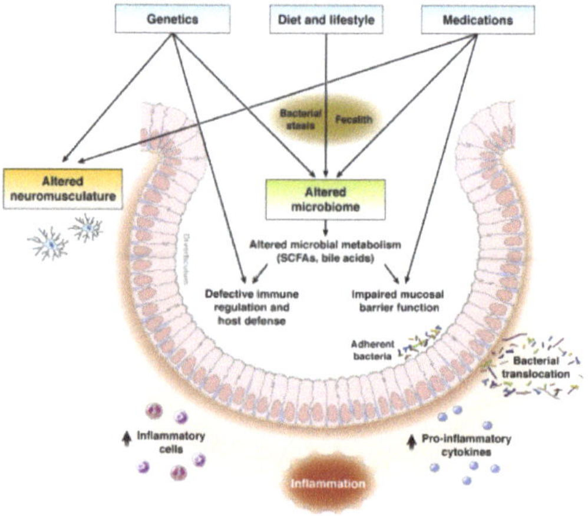

Fuente: Epidemiology, Pathophysiology, and Treatment of Diverticulitis.

La diverticulitis surge de la interacción compleja de la dieta y los factores del estilo de vida, los medicamentos, la genética y el microbioma intestinal. Las alteraciones en la composición del microbioma, dan como resultado defectos en la barrera mucosa y la función inmune que conducen a una cascada inflamatoria e inflamación de la mucosa (7).

Cuadro clínico
Diverticulosis no complicada
Existen pacientes que padecen en un 75 a 80% esta condición, siendo asintomáticos.

Los síntomas en la diverticulosis no complicada son inespecíficos, sin embargo la mayoría de pacientes presenta dolor a nivel del cuadrante inferior izquierdo e hipogastrio, constipación, flatulencia y cambios en el número de deposiciones diarias. Estos síntomas se pueden agravar con alimentos copiosos pero disminuyen tras la deposición. Debido a que el cuadro clínico es inespecífico se suele confundir con otras patologías como el síndrome de colon irritable, por este motivo es difícil atribuir los síntomas de estos pacientes a la presencia de divertículos (9).

Diverticulosis complicada
La diverticulitis se manifiesta clínicamente de una manera variable y de acuerdo a su localización; cuando hablamos de diverticulitis sigmoidea nos referimos a la presentación habitual que abarca los síntomas característicos que son: dolor a nivel del hemiabdomen izquierdo acompañado de náuseas, vómitos, constipación, fiebre y leucocitosis.

Por otra parte cuando la diverticulitis es a nivel de la fosa ilíaca derecha los síntomas se asemejan a una apendicitis. Por lo general este proceso infeccioso se puede tratar con terapia antibiótica, sin embargo cuando existen complicaciones tales como fiebre (<39°C) que no cesa a pesar de los antibióticos prescritos, abscesos > 4,5 cm, fístulas, obstrucción, perforación y por último en los casos más graves si existe sensibilidad a la descompresión, rigidez y ausencia de peristaltismo pueden sugerir un cuadro clínico de peritonitis la cuál puede complicarse en shock séptico; para ello es necesario aplicar resoluciones quirúrgicas Graf2 (3) (10) (11).

El absceso
Es una infección e inflamación del tejido caracterizado por la hinchazón y acumulación de pus, se presume de absceso cuando la fiebre no cesa pese a la administración de antibióticos, además de la presencia de una masa palpable en el examen físico y persistencia de leucocitosis; cuando los abscesos son < 5 cm la terapia antibiótica intravenosa suele ser eficaz, sin embargo cuando estos superan este tamaño es necesario realizar drenaje percutáneo dirigido por ultrasonido, sólo cuando sean abscesos multiloculados o con contenido > 10 cm3 serán candidatos a intervención quirúrgica (3).

Fístula
La formación de fístulas en la diverticulitis complicada es aproximadamente del 2 al 12%, siendo las más comunes: la fístula colovesical (68%), colovaginal (25%), colocutánea y coloentérica (6%). Dentro de los síntomas más comunes son la neumaturia y la fecaluria.

La tomografía axial computariza permite evaluar el grado de extensión e inflamación colónica con la presencia de neumaturia. Por lo general el tratamiento para este tipo de fístulas es la resolución quirúrgica (3) (12).

Obstrucción
Aproximadamente el 10% de las complicaciones de la diverticulitis se debe a obstrucción, de este porcentaje la mayoría de los casos es de tipo parcial y se debe a la presencia de edema asociado al proceso inflamatorio con el que cursa la enfermedad, el cual desaparece con terapia antiinflamatoria y antibiótica; si la obstrucción se debe a la presencia de un absceso, es necesario el drenaje percutáneo.

En casos de diverticulitis recurrentes existe la formación de procesos cicatrizales, los cuales pueden obstruir la luz del intestino es por ello que se requiere la exéresis del segmento afectado (3) (12).

Perforación
Esta afectación se produce de manera más frecuente en pacientes inmunodeprimidos, aproximadamente del 14 al 16%. Su tratamiento es quirúrgico (3) (12).

Graf. 2 Clasificación diverticulitis

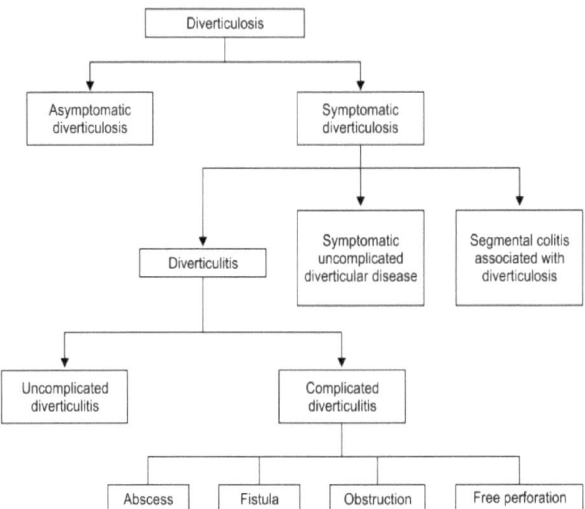

Fuente: Diverticular Disease: An Update on Pathogenesis and Management.

Diagnóstico diverticulosis no complicada
Dado que el examen físico y su cuadro clínico son muy inespecíficos, actualmente se recomienda la colonoscopía antes que el enema de bario; el enema de bario permite identificar la presencia y localización de divertículos colónicos, sin embargo este procedimiento no es del todo sensible y específico ya que arroja muchos falsos positivos y negativos para otras patologías gastrointestinales como pólipos, tumoraciones y neoplasias; es por esta razón que se opta por la colonoscopía en pacientes que presentan sintomatología, esta también ayudaría a detectar enfermedades gastrointestinales que aparecen a partir de la sexta década de vida (3).

Diagnóstico Diverticulitis complicada
Para diagnosticar una diverticulitis aguda es siempre importante realizar una buena anamnesis, un buen examen físico, en el cual se puede valorar dolor a la palpación superficial y profunda con signos de irritación peritoneal, acompañado de fiebre y dentro de los exámenes complementarios se observa la presencia de leucocitosis pero en casos en los que existan fístulas colovesicales encontramos piuria, inflamación de las vías urinarias y bacteriuria; en pacientes que presentan esta manifestación de manera recurrente no es necesario aplicar exámenes radiográficos.

Dentro de los exámenes radiográficos la Rx simple de abdomen es muy ventajosa para detectar signos de oclusión (complicación de diverticulitis) indicando distensión de asas intestinales y niveles hidroaéreos y en casos de perforación presencia de aire libre en la cavidad peritoneal (neomuperitóneo).

Otro tipo de examen complementario es la ecografía, es un método de bajo costo y no invasivo que nos indica la presencia de abscesos, engrosamiento mural y también nos ayudará en drenajes percutáneos, sin embargo es operador dependiente.

Debido a su alta sensibilidad y especificidad la tomografía computarizada (TC) axial se considera el Gold estándar en casos donde el paciente presente un cuadro clínico dudoso, síntomas graves o probablemente una diverticulitis complicada, para ello se utiliza la clasificación Hinchey para la estadificación de la enfermedad. tab2, graf3 .

Como se mencionó anteriormente para el diagnóstico de diverticulitis es útil la Tomografía computarizada, sin embargo como la sintomatología de esta patología es inespecífica se pueden confundir muchas veces con enfermedades neoplásicas que no se pueden observar por medio de imágenes radiográficas, por este motivo es necesario realizar una colonoscopía para descartar cualquier signo de malignidad, no obstante se debe tener mucha precaución por el riesgo de perforación (3) (10).

Graf3. Etapas de la diverticulitis aguda

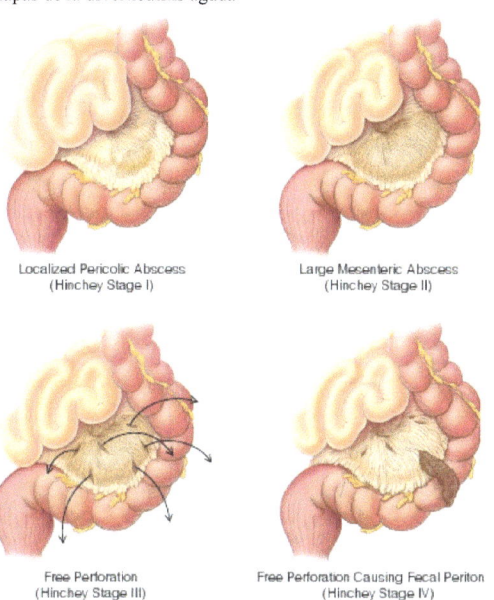

Fuente: https://yosedemedicina.blogspot.com/2012/03/clasificacion-de-hinchey-es-una.html.

Tab2. Clasificación de Hinchey modificada para la estadificación de la diverticulitis aguda

Clasificación de la diverticulitis aguda			
Clasificación de Hinchey original	Clasificación de Hinchey Modificada por Wasvary et al	Clasificación con hallazgos del TAC por Kaiser et al	Clasificación TAC por Ambrosetti
	0.Leve, diverticulitis clínica	0. Divertículos ± engrosamiento de la pared colónica	**Diverticulitis moderada:** •Engrosamiento de la pared sigmoidea localizada (>5 mm) •Grasa pericólica
I. Absceso pericólico o flemón	Ia. Inflamación pericólica confinada, sin absceso.	Ia.Engrosamiento de la pared colónica con alteraciones del tejido blando pericólico.	
	Ib. Absceso pericólico confinado	Ib. Ia alteraciones + absceso pericólico o mesocólico.	
II. Absceso pélvico, intraabdominal, retroperitoneal	II. Absceso intraabdominal pélvico, retroperitoneal o distante	II. Ia cambios + absceso distante (generalmente profundo en la pelvis o interasas)	**Diverticulitis severa:** •absceso •aire extraluminal •contraste extraluminal
III. Peritonitis purulenta generalizada	III. Diverticulitis purulenta generalizada, sin comunicación de luz intestinal	III. Gas libre asociado con ascitis localizada o generalizada y posible engrosamiento de la pared peritoneal	
IV. Peritonitis fecal generalizada	IV. Diverticulitis feculenta, comunicación de luz del intestino abierto	IV. Mismos hallazgos que III	

Fuente: Diverticulitis: revisión de la literatura en cuanto al manejo actual (11).

Tratamiento
Diverticulitis no complicada

La dieta con alto contenido en fibra (20-35 gr/día) se considera como la primera línea de tratamiento para la enfermedad diverticular no complicada, asociada a fármacos antiespasmódicos proporcionando una mejoría sintomática al reducir la presión intraluminal y ayudando a los movimientos peristálticos del instestino (5).

Mesalazina

Es un fármaco utilizado en procesos antiinflamatorios intestinales cuyo mecanismo de acción es inhibir la síntesis de prostaglandinas y leucotrienos, actuando a nivel del epitelio intestinal inhibiendo la cascada proinflamatoria (cyclo-oxygenase, thromboxane-synthetase and PAF- synthetase), otro de los mecanismos de acción de la mesalazina es su propiedad antioxidante al inhibir la interleuquina 1 y los radicales libres; la dosis es de 800 mg cada 12 horas durante 10 días (5)(13).

Probióticos

Los probióticos (Bifidobacterium infantis y lactobacillus) ayudan a prevenir episodios de diverticulitis ya que aumentan la liberación de IGA en las placas de Peyer, evitan la adherencia de patógenos infecciosos e inhiben la liberación de citoquinas proinflamatorias, se han evidenciado mejores resultados al combinar con mesalazina 2,4g/d (5) (8).

Rifaximina

La rifaximina tiene la propiedad de inhibir la síntesis del ARN bacteriano, evitando así la proliferación del agente infeccioso; la dosis es de 800 mg vía oral una vez al día por 10 días; al combinar con mesalazina los resultados fueron más satisfactorios evitando las recurrencias (5).

A pesar de las medidas expuestas en este apartado, si no existe una mejoría en 48 a 72 horas y hay deterioro clínico, es necesario la hospitalización del paciente para buscar cualquier tipo de complicaciones y brindar la mejor terapia basada en las guías más actuales, ya sea tratamiento intravenoso o si es necesario cirugía (9).

Diverticulitis complicada
Para seguir un esquema adecuado en el tratamiento de la diverticulitis complicada el profesional de la salud debe basarse en la escala Hinchey.

- **Hinchey 0:** Estilos de vida saludables en donde se logre un índice de masa corporal dentro del rango normal, para ello es necesario una dieta con alto contenido en fibra, frutas, vegetales, actividad física diaria más signos de alarma (5).
- **Hinchey 1a:** Fiebre que no supere los 38°C + leucocitos + dolor abdominal leve, el tratamiento es a base de medidas generales y signos de alarma (control en 24/48 horas) con antibióticoterapia de manera ambulatoria, la primera línea de antibióticos es ciprofloxacina 500 mg vía oral cada 8 horas + metronidazol 500 mg vía oral cada 6-8 horas por 7 a 10 días. La segunda opción terapéutica es a base de metronidazol 500 mg vía oral cada 6-8 horas + trimetropin/sulfametoxazol 160mg/800 mg vía oral cada 12 horas por 7 a 10 días. La tercera opción terapéutica es a base de amoxicilina + ácido clavulánico 875/1000mg cada 12 horas por 7-10 días. Si no se tolera la vía oral es necesario hospitalización para brindar tratamiento intravenoso (5) (14).
- **Hinchey 1b (Diverticulitis con flemón peridiverticular) o 2a (Absceso menor a 4 cm):** fiebre >38° C + leucocitosis + PCR elevada La primera opción terapéutica es a base de ciprofloxacina 500 mg vía oral cada 8 horas + metronidazol 500 mg vía oral cada 6-8 horas por 7 a 10 días. La segunda opción es a base de ampicilina - sulbactam. Si el paciente presenta náusea + vómitos es necesario la hospitalización y tratamiento intravenoso (5).
- **Hinchey 2b:** para los pacientes que presenten abscesos > 4 cm el tratamiento es a base de antibioticoterapia + drenaje percutáneo (5).
- **Hinchey 3 y 4:** se considera una emergencia en la cual el paciente es candidato a cirugía. Existen diferentes técnicas quirúrgicas, entre ellas se encuentran: la operación de Hartmann (OH), resección con anastomosis primaria con/sin ostomía de protección (RAP) o lavado y drenaje de cavidad abdominal (LDC) laparoscópico. La LDC actualmente es una de las técnicas que más se utiliza debido a su baja tasa de mortalidad (0 a 3%) y 10 % menos de morbilidad y estancia hospitalaria con una reducción de aproximadamente 9 días en comparación con las otras técnicas (4) (5).

Pronóstico

Alrededor del 80 % de los pacientes no experimentan sintomatología alguna por lo que el pronóstico es favorable y responden adecuadamente al tratamiento, la mayoría de personas que presentan esta patología por lo general no saben que tienen esta afección, estos pacientes son diagnosticados cuando son sometidos a una colonoscopia o una tomografía axial computarizada realizadas por otro motivo (15).

Recomendaciones
- Realizar actividad física de manera habitual para mantener índices de masa corporal dentro de los rangos normales.
- Dieta con alto contenido en fibra acompañado de consumo adecuado de agua para evitar la constipación.
- Evitar el consumo de carnes procesadas y grasas animales.
- Evitar el consumo de tabaco.

BIBLIOGRAFÍA

1. Raña-Garibay R, Salgado-Nesme N, Carmona-Sánchez R, Remes-Troche JM, Aguilera-Carrera J, Alonso-Sánchez L, et al. Fe de errores de "Consenso mexicano sobre el diagnóstico y tratamiento de la enfermedad diverticular del colon." Rev Gastroenterol México. 2019;84(3):423–4.
2. Gastroenterology W, Practice O. Enfermedad Diverticular Secciones :
3. UNIVERSIDAD DE GUAYAQUIL MAYORES DE 50 AÑOS EDAD . AUTOR : CRESPO MACÍAS MILTON FERNANDO TUTOR : DR . MARCO TOLEDO GUAYAQUIL , MAYO , 2018. 2018;
4. Investigaci TDE, Obtenci LA, De T. Trabajo de investigación previa a la obtención del título de médico. 2016;
5. Barbalace NM. Manejo Actual de la Enfermedad Diverticular Aguda del Colon. 2017;28:181–91.
6. Rezapour M, Ali S, Stollman N. Diverticular Disease : An Update on Pathogenesis and Management. 2018;12(2):125–32.
7. Strate LL, Morris AM. Epidemiology, Pathophysiology, and Treatment of Diverticulitis. Gastroenterology [Internet]. 2019;156(5):1282-1298.e1. Available from: https://doi.org/10.1053/j.gastro.2018.12.033
8. Quera R. Enfermedad diverticular: mitos y realidades. 2017;209–18.
9. Diagnosis MH. Enfermedad diverticular del colon. :581–92.
10. Deery SE, Hodin RA, Hospital MG. Management of Diverticulitis in 2017. 2018;21(10):1732–41.
11. García-rossi C. TEMA 6 -2019 : 2019;41–8.
12. Dra C, Hernández A. Guías clínicas de diagnóstico y tratamiento de la enfermedad diverticular del colon . Cuadros clínicos y diagnóstico. :258–60.
13. Luis C, Guindic C. Guías clínicas de diagnóstico y tratamiento de la enfermedad diverticular del colon . :15–7.
14. A. D., & 357:2057-66. (s.f.). Actualización en diverticulitis. Conceptos acordes con las recomendaciones de la American Society of Colon and Rectal Surgeons.
15. Revista de salud y bienestar DIVERTICULOSIS 2020 WebConsultas Healthcar, S.A.

CAPÍTULO 6

Epididimitis
Autor: Dr. Trujillo Medina Danny Fernando

Definición

Se define como una reacción inflamatoria aguda o crónica del epidídimo, aunque puede afectar también al conducto deferente (deferentitis) y al testículo (orquiepididimitis). Hablaremos de orquiepididimitis aguda si el proceso dura menos de 6 semanas o crónica si es mayor. (1)

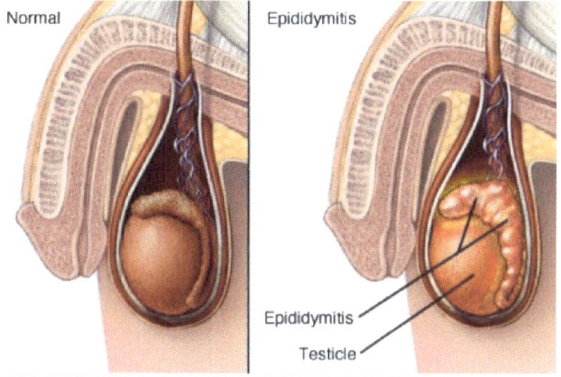

Figura 1. Anatomía testicular

Epidemiología

La epididimitis es causa importante de solicitud de atención por los servicios de urgencias, por médicos urólogos y médicos familiares. La urgencia en la atención de esta entidad es precisamente realizar el diagnóstico diferencial con torsión testicular que es considerada una emergencia urológica.

La epididimitis es la causa más común de síndrome escrotal agudo en adultos en la atención ambulatoria, constituye la causa más común (80-90% de los casos) de escroto agudo en pacientes mayores de 18 años. (2)

No se disponen de datos fidedignos sobre la incidencia de la epididimitis en niños y adolescentes en Ecuador o Latinoamérica. Se estima que hay 600.000 casos por año en USA. (2)

Etiología y fisiopatología

La etiología de esta entidad es en realidad variada, dependiente de la edad y situación clínica en la que se encuentre el paciente, entre las que podríamos enumerar:

1. Producida por microorganismos patógenos que provienen de la glándula prostática y del conducto deferente (infección retrógada). (4)
2. Hay causas específicas de acuerdo a la edad del paciente y que tendrán que ser investigadas por el médico.

- En varones prepúberes los microorganismos más frecuentes son los colibacilos (Escherichia coli); también se deben descartar en este grupo las anomalías estructurales de las vías urinarias (cuya incidencia alcanza entre el 50-60%). (4)
- En varones en edad sexual activa y por debajo de 40 años, las enfermedades de trasmisión sexual (ETS) son las principales causantes de epididimitis; entre estas la más importante es la uretritis por Chlamydia trachomatis (50- 70%), seguida por la uretritis gonocócica.
- Por encima de los 35 - 40 años los colibacilos son las bacterias predominantes y responsables de la inflamación epididimaria, usualmente por coitos anales sin la protección del preservativo, sin excluir totalmente la infección ETS. (3)
- En mayores de 45-50 años la epididimitis se debe a reflujo urinario desde la uretra prostática por los conductos eyaculadores, conducto deferente y cabeza epididimaria, que causa en la mayoría de los casos epididimo-orquitis bacteriana. Esto usualmente tiene 5 orígenes clínicos:
  a. Por inflamación-infección de la glándula prostática (síndrome de prostatitis).
  b. Por coitos anales sin la protección del preservativo, lo que origina prostatitis aguda y/o crónica reagudizada que lleva a un aumento de la incidencia de epididimitis.
  c. Por crecimiento prostático sintomático benigno o maligno concomitante con cuadros de prostatitis.
  d. Por antecedentes de cirugía prostática o de manipulación instrumental en pacientes con prostatitis crónica bacteriana.
  e. En pacientes con diabetes mellitus que espontáneamente o provocado por cirugía o instrumentacion urológica puedan tener una incidencia elevada de epididimitis. La diabetes como factor de riesgo para el desarrollo de epididimitis se presenta a cualquier edad. (3)

3. Producida por traumatismos usualmente deportivos (sobre todo en pacientes jóvenes).
4. En raras ocasiones se puede producir por exceso de actividad sexual, que se comporta como una prostatitis con reflujo retrógrado de orina estéril o infectada (epididimitis denominada química).
5. En pacientes con SIDA se pueden ver epididimitis ocasionadas por especies de cándida.
6. En casos de orquitis urliana (parotiditis con afectación secundaria en los testículos).
7. Por hábitos aprendidos de culturas asiáticas como por ejemplo aguantar la eyaculación.

Tabla 1: Etiología de epididimitis en pediatría

Microorganismos causales				
Situación clínica		Frecuentes	Menos frecuentes	Raros
Adolescentes y jóvenes	Varón sexualmente activo	•Chlamydia trachomatis •Neisseria gonorrhoeae •E. coli	•Ureaplasma •Enterovirus	•Citomegalovirus •Cryptococcus sp •Haemophilus influenzae •Mycobacterium tuberculosis •Virus de la varicela •Virus vacunal de la parotiditis
	Sin antecedentes de actividad sexual	•Mycoplasma pneumoniae •Enterovirus •Adenovirus	•E. coli y otras enterobacterias •Virus de la parotiditis •Staphylococcus aureus •P. aeruginosa	
Niños				

Fuente: Guía ABE, Orqui-epididimitis aguda

Grupo de población	Factores predisponente	Etiología frecuente	Etiología poco frecuente
Adultos menores de 35 años	Uretritis de transmisión sexual	C. Trachomatis N. Gonorrhoeae	Enterobacterias P. Aeruginosa M. Tuberculosis
Adultos mayores de 35 años	Alteraciones estructurales y/o manipulaciones genitourinarias	Enterobacterias P. Aeruginosa	C. Trachomatis N. Gonorrhoeae M. Tuberculosis

Fuente: Protocolo diagnóstico y tratamiento empírico de las epididimitis y orquitis

Factores de riesgo
En niños: AP de infecciones respiratorias, de infecciones de vías urinarias crónicas o antecedentes de enfermedades congénitas. Los factores de riesgo de orquitis transmitida sexualmente incluyen: comportamientos sexuales de alto riesgo, múltiples parejas sexuales, antecedentes personales de gonorrea u otra ITS, pareja sexual con una ITS diagnosticada. Los factores de riesgo de orquitis que no se debe a una ITS son más de 45 años, uso prolongado de una sonda de Foley, no estar vacunado contra la parotiditis, problemas congénitos de las vías urinarias, infecciones urinarias regulares, cirugía de las vías urinarias (cirugía genitourinaria). (5)

Cuadro clínico
Se caracteriza por dolor escrotal intenso de instauración gradual con signos de inflamación en el hemiescroto afectado, incluyendo el epidídimo y el conducto deferente. Suele acompañarse de afectación del estado general con fiebre (en más del 50% de los casos fiebre mayor de 38º C) y síntomas urinarios. Puede evolucionar a absceso escrotal cuyo tratamiento es el drenaje. La inflamación comienza en la cola del epidídimo y se extiende hacia el testículo. El cordón espermático está engrosado y tumefacto y es frecuente la existencia de hidrocele reactivo. La elevación del testículo produce disminución del dolor (Signo de Prehn positivo). (6)

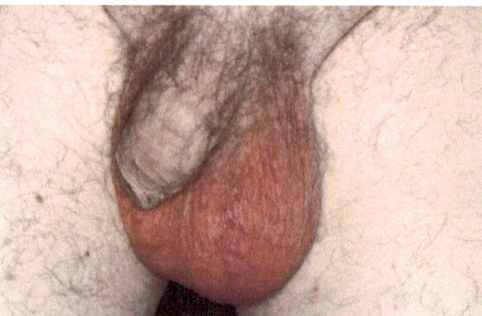

Figura 2. Epididimitis

Diagnóstico

El método diagnóstico es primordialmente clínico y puede sustentarse en exámenes de orina o exudado uretral con más de 5 leucocitos por campo o cultivos positivos. El apoyo de imagen por ultrasonido debe utilizarse en caso de duda diagnóstica. (7)

Auxiliares diagnósticos epididimitis aguda

Ante la sospecha de Epididimitis aguda No complicada en el niño o adolescente, NO se deberá solicitar exámen general de orina, urocultivo ni biometría hemática, por la baja utilidad de estos para confirmar el diagnóstico. Recordar que la etiología más frecuente de la epididimitis aguda en niños es viral (con más frecuencia el entero virus).

En la epididimitis aguda complicada en el niño o en el adolescente, el urólogo o el pediatra con experiencia en el manejo de esta entidad, solicitara los estudios de laboratorio y gabinete que considere pertinentes para establecer el diagnóstico, siempre despues de haber realizado la evaluación del paciente. (2)

En adolescentes con prácticas sexuales de riesgo y flujo uretral se solicitará:
- Exudado uretral
- Tinción de Gram (ante la sospecha Neisseria gonorrhoeae)
- Prueba de ELISA (ante la sospecha VIH)
- Urocultivo.- se solicitará solo en pacientes que ameriten hospitalización

Tabla 3: Estudios complementarios.

Estudios complementarios		
	Indicados en la evaluación inicial	Indicados en situaciones especiales
Laboratorio	•Sistemático de orina	•Hemograma, PrCR si fiebre
Microbiología	•Urocultivo •Secreción uretral: cultivo y Gram, PCR para *Chlamydia trachomatis* y *Neisseria gonorrhoeae*	•Hemocultivo •Serología de viru •Punción aspirativa del epidídimo •Tinción de Ziehl y cultivo en medio para micobacterias •Test de lúes y VIH

Imagen		•Ecografía testicular con *doppler* •Ecografía renal y vesical (o urografía IV) y valorar cistouretrografía miccional
Otros		•Estudio urodinámico

Fuente: Guía ABE, Orqui-epididimitis aguda

Diagnóstico diferencial
El diagnóstico diferencial se debe hacer con las siguientes entidades: (2)
- Torsión testicular (en el niño menor de un año de edad con escroto agudo es la causa en el 83% de los casos).
- Torsión de apéndice testicular (más frecuente en niños entre 3 y 13 años).
- Trauma testicular.
- Epididimitis crónica.

Tratamiento
Antes del tratamiento antimicrobiano deben obtenerse un frotis uretral y una muestra de orina de la mitad de la micción para análisis microbiológico. (8)

En caso de sospecha de infección de transmisión sexual (antecedente de contacto sexual sospechoso, uretritis, infección diagnosticada en pareja sexual) se deberá iniciar tratamiento con ceftriaxona 1g im o iv en dosis única junto con doxiciclina 100 mg/12 horas. Como alternativa tenemos el levofloxacino 500 mg/ 12 horas. Ambas pautas deben mantenerse 10 días. Debe tratarse a los compañeros sexuales del último mes y evitar el coito sin protección hasta que el paciente y sus contactos hayan realizado el tratamiento.

Si se sospecha infección bacteriana inespecífica disponemos de varias pautas: ciprofloxacino 500 mg/ 12 horas, norfloxacino 400 mg/ 12 horas o amoxicilina-clavulánico 875 mg/ 8 horas durante 10-14 días. En casos floridos debemos asociar aminoglucósidos: tobramicina 100 mg im o iv cada 12 horas o gentamicina 240 mg im o iv cada 24 horas. Además del tratamiento antibiótico existen una serie de normas generales que favorecen el alivio de los síntomas: actividad física limitada, suspensorio testicular, aplicación de frío local. Para el control del dolor se recomienda el uso de AINEs que además favorecen la disminución del proceso inflamatorio. El edema hemiescrotal puede persistir durante 4-6 semanas después del tratamiento y de forma residual puede persistir una induración epididimaria indefinida. (1)

Tratamiento no farmacológico
Epididimitis aguda
- Reposo de la actividad física por un periodo de 7 a 14 días
- Elevación escrotal con suspensorio por un periodo de 7-14 días
- Hielo local o compresa fría 3 veces al día (15 a 20 minutos) durante 3 a 5 días

Epididimitis crónica
- Reposo de la actividad física por 7-14 días
- Elevación escrotal con uso de suspensorio por 7-14 días
- En el paciente con epididimitis y práctica sexual de riesgo, se recomienda el uso de preservativo hasta el término de tratamiento. (1)

Tabla 4: Tratamiento antimicrobiano empírico			
Situación		Tratamiento de elección	Alternativas
Epididimitis u orquiepididimitis en adolescentes y jóvenes sexualmente activos (probable causa bacteriana)	•Sospecha •Chlamydia trachomatis o •Neisseria gonorrheae	•Ceftriaxona (250 mg, 1 dosis, IV/IM, 1 día) + doxiciclina (100 mg/12 horas, VO, 7 días) o Azitromicina 1g dosis única	•En mayores de 18 años de edad, baja sospecha de N. gonorrea o si alergia a cefalosporinas o tetraciclinas: ofloxacino (300-400 mg/12 horas, VO, 10 días) ó levofloxacino (500 mg/día, VO, 10 días)
	•Sospecha organismos entéricos	•Ofloxacino (300-400 mg/12 horas, VO, 10 días) ó levofloxacino (500 mg/día, VO, 10 días)	

Epididimitis u orquiepididimitis en adolescentes y jóvenes sin el antecedente de relación sexual, o niños con sospecha de causa bacteriana	•Probable causa bacteriana	• Uno de los siguientes (10 días): • Cefixima: 8 mg/kg/día, en 1-2 dosis, VO • Cefuroxima/axetil: 30 mg/kg/día, en 2 dosis, VO • Amoxicilina/ clavulánico (4:1): 40 mg/kg/día (de amoxicilina), en 3 dosis, VO	• Alternativas para los antibióticos orales (10 días): • Cotrimoxazol[19]: 6-12 mg de TMP/kg/día, en 2 dosis, VO • Cefalexina: 25-50 mg/kg/día, en 4 dosis, VO[20] • En mayores de 18 años de edad: ciprofloxacino[21] (400 mg/12 horas, IV ó 500-750 mg/12 horas, VO), u ofloxacino (300-400 mg/12 horas, VO) • Niños/adolescentes con indicaciones de ingreso inicial: • Ceftriaxona (50-75 mg/kg/día, en 1-2 dosis, IV/IM) o cefotaxima (100-150 mg/kg/día, en 3 dosis, IV), 7-10 días, seguido de cefixima (o cefuroxima o amoxicilina/ácido clavulánico), VO, hasta 4 semanas de duración total
Orquitis (u orquiepididimitis) en niños prepúberes, de probable causa viral		No indicado	Igual que en casos de adolescentes sin actividad sexual y niños, con infección de probable causa bacteriana22

Complicaciones

Las principales complicaciones que se pueden presentar son: (10)
- Absceso en epidídimo
- Oligoatenosospermia
- Oligotenosteratospermia

- Azoospermia
- Dolor crónico

Pronóstico

En la orquitis de etiología bacteriana, el diagnóstico y tratamiento adecuados preservan la función normal del testículo. Si el testículo no retorna completamente a la normalidad después del tratamiento, se deben hacer pruebas adicionales para descartar cáncer testicular.

La orquitis parotídica (urleana) se trata sintomáticamente y la evolución clínica es variable y puede llegar hasta la esterilidad. (9)

Recomendaciones

1. Acudir inmediatamente al urólogo.
2. Recomendar un tratamiento preciso y advertirle los signos de alarma ante los cuales debe consultar de nuevo al urológo (fiebre persistente, dolor en aumento, signos de absceso epididimariotesticular-escrotal, toque del estado general, naúseas y vómitos)
3. En casos de epididimitis por enfermedades de trasmisión sexual es importante recomendarle tratamiento a la pareja.
4. Recomendar de manera insistente la utilización de preservativo.
5. Recomendar no esforzarse (pujar) al momento de la relación sexual, sobre todo a nivel de la eyaculación-orgasmo.
6. Si el paciente tiene síntomas de infección urinaria (ardor urinario, frecuencia urinaria, nicturia, urgencia urinaria, dolor al orinar o ganas de seguir pujando al terminar de orinar), debe acudir al médico a la brevedad posible porque puede tratarse de episodios episecundarios de epididimitis. No realizar en esos días ejercicios tipo multifuerzas, o escaladora o pesas o relaciones sexuales con esfuerzo importante porque pueden producirse cuadros clínicos de epididimitis. (3)

BIBLIOGRAFÍA

1. Bembibre Vázquez, L1; Suárez Pascual, G2. AS GUÍAS DE FISTIERRA Patología escrotal aguda. CAD. ATEN. PRIMARIA 2005; 12: 219-223. (Sitio en internet) disponible en: http://www.agamfec.com/pdf/CADERNOS/VOL12/Vol%2012_4/12A_Fisterra_N12_4.pdf
2. Catálogo Maestro de Guías de Práctica Clínica: IMSS-039-08. Diagnóstico y Tratamiento de EPIDIDMITIS en Niños y Adolescentes. Actualización 2015 (Sitio en internet) disponible en: http://www.imss.gob.mx/sites/all/statics/guiasclinicas/039GER.pdf
3. Dr. Potenziani-B JC, editor. Tópicos en Urología. Patologías frecuentes en la consulta urológica. balanitis-epididimitis-varicocele: Caracas Editorial Ateproca;2002. p.539-553.
4. Villares Alonso R, Jiménez Jiménez JI. Orquiepididimitis aguda (v.3.0/2019). Guía_ABE. Infecciones en Pediatría. Guía rápida para la selección del tratamiento antimicrobiano empírico [en línea] [actualizado el 27/09/2019]. Disponible en http://www.guia-abe.es
5. Borregales L, Giordano F, Contreras L. Manejo de las prostatitis aguda y crónica. Epididimitis. Orquiditis Primer Consenso Venezolano de Infección Urinaria 2011 Editorial ATEPROCA C.A., Caracas. Pg 76 – 80.
6. Patrick J. Shenot , MD, Sidney Kimmel Medical College at Thomas Jefferson University Epididimitis, Last full review/revision November 2017 by Patrick J. Shenot, MD.
7. Villeda Sandoval C y Cols. Escroto agudo: Revisión de algoritmo diagnóstico y trtamiento. Vol XXX, Sep – Dic 2015.
8. M. Grabe (Presidente), T.E. Bjerklund-Johansen, H. Botto, M. Çek, K.G. Naber, P. Tenke, F. Wagenlehner Guías Clínicas sobre las infecciones urológicas (Texto actualizado en abril de 2010)
9. Marrufo F, Colantuono A, Guzmán A, Dávila H, Vizcaíno J 79 Primer Consenso Venezolano de Infección Urinaria 2011.
10. Diagnóstico y tratamiento de orquiepididimitis, epididimitis y orquitis en niños y adultos, México: Secretaria de salud. (Sitio en internet) Disponible en: http://www.saludbc.gob.mx/wp-content/uploads/2011/02/IMSS_039_08_EyR.pd

CAPÍTULO 7

Meningitis Bacteriana Aguda en Niños
Autor: Dra. Daniela Alejandra Caicedo Gallardo

Definición
La meningitis es un proceso inflamatorio agudo del sistema nervioso central causado por microorganismos que pueden ser bacterias, virus, hongos y parásitos que afectan las leptomeninges. Un 80% ocurre en la infancia, especialmente en niños menores de 10 años. (1, 2)

En la última década, con la introducción de nuevas vacunas frente a los gérmenes causales más frecuentes (Haemophilus influenzae b, Neisseria meningitidis C y Streptococcus pneumoniae) y con el desarrollo de antibióticos más potentes y con buena penetración hematoencefálica, ha disminuido la incidencia y ha mejorado el pronóstico de la infección, pero las secuelas y la mortalidad no han sufrido grandes cambios. (1)

La meningitis bacteriana en lactantes y niños suele darse por bacterias que se transportan en el aparato respiratorio y en recién nacidos, más frecuentemente por septicemia.3.

Epidemiología
La meningitis meningococica se observa en todo el mundo, especialmente en Africa Subsaharina, que se exteiende desde Senegal al oeste de Etiopia, en donde se reportan alrededor de 30.000 casos al año. (4)

Los países de ingresos bajos y medios representan el 98% de los 5,6 millones de años de vida ajustados por discapacidad atribuidos a la meningitis en todo el mundo. En los países de altos ingresos, la meningitis bacteriana se encuentra entre las diez principales causas de muerte en niños menores de 14 años. (5)

Con base en los resultados de este estudio, podemos concluir que la introducción de PCV-10 y Hib en el calendario de vacunación ha disminuido la tasa de admisión, mortalidad y morbilidad de CABM en niños menores de 5 años. También es posible concluir de este estudio que la pérdida de conciencia, la convulsión al ingreso y el déficit neurológico focal en el ingreso predictores de resultados adversos al ingreso y, por lo tanto, estos pacientes necesitan evaluaciones adecuadas y un seguimiento meticuloso en la sala, así como después del alta. (5)

Juan Pablo Torres, médico infectologo de la Universidad de Chile, ha indicado que la meningitis por meningococo es una enfermedad con subregistro y subnotificación en Ecuador y en Latinoamérica. Por tanto la incidencia de esta patología es variable en los diferentes países del mundo. Sin embargo, los datos latinoamericanos hacen presumir que existe un subregistro y un subnotificación de la enfermedad meningocócica. (6)

Los datos del Sistema de Redes de Vigilancia de los Agentes Responsables de Neumonías y Meningitis Bacterianas (Sireva) para la región muestran que en Ecuador desde el 2006 al 2012 se registraron cerca de 40 casos en total. Mientras que en Chile, donde también hay una subnotificación de la enfermedad, hubo alrededor de 140 casos anuales. Lo mismo sucede en Uruguay y Brasil, que ha tenido más de 200 casos al año. (6)

Por otro lado, en el país no se han encontrado cifras oficiales acerca de esta enfermedad. No obstante un estudio sobre meningitis en Ecuador, realizado entre el 2000 y 2014, encontró que la provincia con mayor prevalencia de casos registrados fue Guayas, seguida de Pichincha y Manabí. Este subdiagnostico se debe a que los médicos no hacen la notificación de los casos a las autoridades de salud y además porque no se dispone de técnicas de diagnóstico de laboratorio adecuadas como es la Biología Molecular y PCR. (6)

Fisiopatología
La meningitis va precedida de la colonización de la nasofaringe por bacterias, estas pasan a través de la sangre o soluciones de continuidad al sistema nervioso central, en donde se desencadena una respuesta inflamatoria, mediada por citoquinas, estas a su vez aumentan la permeabilidad de la barrera hematoencefalica, acompañándose de lesión del endotelio capilar y necrosis tisular, esto eleva la presión intracraneal lo cual produce edema cerebral, hipoxia, isquemia y lesión parenquimatosa y vascular a nivel cerebral. (1, 7)

Etiología: La meningitis bacteriana se transmite de persona a persona por gotas de secreciones respiratorias de una persona infectada. El periodo medio de incubación es de 4 días, aunque puede oscilar entre 2 a 10 días. (1, 8)

La N. Meningitis solo puede infectar al ser humano, se cree que de un 10 a 20% de la población es portadora de esta bacteria.

Los agentes más comunes que producen meningitis varían con la edad, así como se ve en la siguiente tabla.

Tabla 1. Etiología de la meningitis bacteriana según la edad (1,2)

<1 mes	1 mes a 3 años	>3 años
S. agalactiae	S. agalactiae	S. pneumoniae
E. Coli	S. pneumoniae	N. meningitidis
Listeria	N. meningitidis	
Monocytogenes		

Se debe considerar a pacientes que presentan comorbilidad, se detalla en la tabla (3):

- Pacientes con dispositivos externos (válvula de derivación ventriculoperitoneal) se ven afectados por Staphylococcus aureus
- Inmunodeficiencia humoral: Streptococcus pneumoniae, Neisseria meningitidis y H. influenzae.
- Trauma penetrante, varía la etiología de acuerdo al mecanismo de lesión.
- De acuerdo al estado inmunológico del paciente, hay agentes oportunistas como Listeria monocytogenes. (2)

Tabla 2. Etiología de la meningitis bacteriana en situaciones especiales. (2)

Problemas neuroquirurgicos	
Válvulas de derivación ventriculoperitoneal	S. aureus, S. epidermidis, S. pneumoniae, P. aeruginosa, bacilos gram negativos
Mielomeningocele, sinus dérmicos sacros	S, aureus, S. pneumoniae, bacilos gram negativos
Heridas penetrantres de cráneo o neurocirugía	S. aureus, P. aeruginosa, bacilos gram negativos
Fistulas de LCR, implantes cocleares	s. pneumoniae
Inmunodeficiencias	
Déficit de linfocitos T, transplante de órgano sólido	S. pneumoniae, N. meningitidis, Hib, L. monocytogenes, bacilos gram negativos
Deficit de inmunoglobulinas, VIH	S. pneumoniae, N. meningitidis, Hib
Déficit de complemento	S. pneumoniae, N. meningitidis
Asplenia	S. pneumoniae, N. meningitidis, salmonella sp

Cuadro Clínico
La sintomatología varía de acuerdo a la edad del paciente, la virulencia del agente bacteriano involucrado, el estado inmunológico del huésped, entre otros, presentándose desde sintomatología inespecífica como vómitos, hiporexia, irritabilidad, astenia, hasta datos específicos como crisis convulsiva, cefalea y alteración del estado de alerta. (2)

Los síntomas más comunes son: rigidez de nuca, fiebre elevada, fotosensibilidad, confusión, vómitos.
La sintomatología se puede clasificar en síndromes:
• Síndrome infeccioso: Caracterizado por fiebre.
• Síndrome encefálico: alteraciones del estado de alerta, somnolencia, estupor, delirio o coma, crisis convulsivas, irritabilidad e hipertonía.
• Síndrome meníngeo: Rigidez de nuca, signo de Brudzinski y Kerning.
• Síndrome de hipertensión endocraneal: Vómito, cefalea, edema de papila, fontanela abombada, separación de suturas (las dos últimas son más comunes en neonatos y lactantes). (2)

Según la edad del niño
Mientras menor es el individuo la clínica es más sutil e inespecífica, la clínica en ocasiones suele ser insidiosa y en otras ocasiones es rápidamente progresiva, si existen recurrencias se debe sospechar focos parameningeos, fistula de LCR o inmunosupresión.

- **Recién nacido:** presenta fiebre o hipotermia, irritabilidad o letargia, rechazo de tomas, vómitos o polipnea. Es posible que presente convulsiones, parálisis de pares craneales, pausas de apnea o fontanela llena.
- **Lactante:** cursan con fiebre o febrícula, vómitos, rechazo de tomas, decaimiento, irritabilidad, quejido, alteraciones de la conciencia, convulsiones, en ocasiones rigidez de nuca.
- **A partir de los 8-10 meses:** existe la posibilidad de signos meníngeos Kernig y Brudzinsky.
- **Mayores de 1 año:** más común la forma clínica clásica con fiebre elevada que cede mal con antitérmicos, cefalea, vómitos, convulsiones, rigidez de nuca y signos de irritación meníngea (Kernig y Brudzinsky). (2)

Una forma menos frecuente pero aún más grave de enfermedad meningocócica es la septicemia meningocócica, que se caracteriza por una erupción cutánea hemorrágica y colapso circulatorio rápido. (4)

Incluso cuando se diagnostica tempranamente y recibe tratamiento adecuado, un 5 a 10% de los pacientes fallece, generalmente en las primeras 24 a 48 horas tras la aparición de los síntomas. La meningitis bacteriana puede producir daños cerebrales, sordera o discapacidad de aprendizaje en un 10 a 20% de los supervivientes. (4)

Diagnostico
Es importante identificar el agente etiológico, para la elección precoz de la antibioticoterapia y reconocer al paciente y su estado inmunitario. La identificación de serogrupos y el antibiótico es importante para definir las medidas de control. (2,4)

El diagnóstico inicial se hace mediante exploración física, seguida de punción lumbar, en el análisis del LCR que se muestra purulento, muchas veces también se observa la bacteria en microscopio, además del hemocultivo y PCR 2, 8,9. En el líquido cefalorraquídeo se analiza la presión del líquido cefalorraquídeo (tabla 3)

Hay que realizar un estudio del LCR, tanto citoquímico como microbiológico, que es de gran utilidad para el diagnóstico diferencial con otros posibles agentes etiológicos:

- **Tinción de Gram:** cocos grampositivos: (neumococo o S. agalactiae), cocos gramnegativos (meningococo) o bacilos gramnegativos (sospechar Hib). Es positivo en el 75-90% de los casos sin antibioterapia previa. Esta técnica pueden además resultar en falsos negativos en la tinción de Gram por falta de penetración de los colorantes al encontrarnos ante una muestra con exceso de PMN o bacterias o en su defecto falso positivo por efecto de contaminantes en la tinción.
- **Cultivo del LCR:** diagnóstico definitivo en el 70-85% de los casos sin antibioterapia previa. Al igual que el hemocultivo es positivo con más frecuencia en los casos de meningitis neumocócicas (85%) que en las meningocócicas (70%)

- **Detección rápida de antígenos bacterianos capsulares** de meningococo, neumococo, Hib, S. agalactiae y E. coli. Es muy útil cuando la tinción de Gram, el cultivo del LCR o los hemocultivos son negativos.
- **Aglutinación en látex** aunque en el caso del antígeno de neumococo se puede emplear la inmunocromatografía
- **Reacción en cadena de la polimerasa (PCR)** para la detección de meningococo y neumococo (poco disponible) AEPED

Tabla 3. Características de LCR normal y con meningitis bacteriana (1,2)

Parámetro	Normal	Meningitis bacteriana
Presión	70 a 200 cm H2O	Aumentada
Aspecto	Agua de roca	Turbio o purulento
Células	0 a 10	Altas (más de 500)
Tipo de células	Mononucleares	Polimorfonucleares
Proteínas	15 a 45 mg/100Ml	Aumentadas
Glucosa	½ o 2/3 de la glicemia	Muy baja o ausente
Lactato	0,97 mg/100 Ml	Alto 104 mg/100mL
pH	7,34 – 7,40	Bajo (7,3 o menos)

Puede haber recuentos celulares bajos en las fases iniciales de la meningitis meningocócica y en la meningitis neumocócica establecida, siendo en este caso un signo de mal pronóstico. Además, un 10% de meningitis bacterianas presentan predominio de linfocitos, sobre todo en la época neonatal y en la meningitis por Listeria monocytogenes. Suele haber hipoglucorraquia (< 40 mg/dl) como resultado de la hipoxia cerebral secundaria a inflamación. Se considera una cifra anormal por debajo de 2/3 de la glucosa basal obtenida simultáneamente en sangre. (2)

Tabla 4. Diagnóstico diferencial según características de LCR. 1

	Células/mm3	Tipo de células	Proteínas mg/dl	Glucosa mg/dl
LCR normal	<10	Mononucleares	<45	35 – 100
M. bacteriana	>1.000	PMN	↑↑	↓↓
M. vírica	<300	PMN inicial y mononucleares	Normal/ ↑	Normal
M. TBC	< 1.000	Mononucleares	↑↑↑	↓

La punción lumbar se debe realizar previamente TAC o RMN urgente si existen signos de focalidad neurológica, hipertensión intracraneal o el paciente está inmunodeprimido.

Si el paciente presenta inestabilidad hemodinámica, signos de hipertensión intracraneal, trombopenia (< 50.000 plaquetas), alteraciones de la coagulación o infección en el lugar de punción, se iniciará antibioterapia empírica, posponiendo la punción lumbar hasta que el paciente se recupere. (2)

Se debe analizar además:
- **Analítica sanguínea:** leucocitosis con neutrofilia. Un recuento leucocitario normal o disminuido suele constituir un signo de mal pronóstico. Además aumento de reactantes de fase aguda: procalcitonina (> 4 h evolución), PCR (> 6-8 h evolución) y VSG (> 24 h de evolución). (2)
- **Ionograma:** para detectar síndrome de secresion inadecuada de ADH, además estudio de coagulación completo por si existe púrpura u otros signos de coagulación intravascular diseminada (9,10)
- **Hemocultivo:** bacteriemia (50-60% de los casos no tratados). Es positivo con más frecuencia en los casos de meningitis neumocócicas (56%) que en las meningocócicas (40%). (1,9)

Diagnóstico diferencial

Se debe hacer principalmente con la meningitis viral y tuberculosa

En la meningitis viral de la (enterovirus y herpes virus) en donde hay una clínica brusca con fiebre, cefalea intensa, fotofobia y vómitos, para llegar a su diagnóstico, además de la clínica consideramos el análisis bioquímico y microbiológico del LCR, se puede usar el score de Boyer si las pruebas no se encuentran disponibles (no se debe aplicar en lactantes menores de 3 meses ni con antibiótico previo)

La meningitis tuberculosa es rara afecta sobre todo a lactantes, que suelen presentar durante las primeras dos semanas síntomas poco específicos, como trastornos de la conducta, vómitos, decaimiento, rechazo de tomas y febrícula y posteriormente aparecen signos de hipertensión intracraneal con posible afectación de los pares craneales III, VI y VII, la RX de tórax puede presentar alteraciones en más de la mitad de los casos y el Mantoux suele ser positivo en el 75% de ellos. La RM cerebral presenta alteraciones en la mayoría, sobre todo hidrocefalia, y en menor medida ventriculitis, tuberculomas e infartos cerebrales.

Para el diagnóstico definitivo se debe identificar el bacilo en el LCR mediante cultivo o PCR. El tratamiento consiste en la asociación de 4 tuberculostáticos (isoniazida, rifampicina, pirazinamida y etambutol o estreptomicina) y corticoides, y debe mantenerse durante 12 meses. (1)

Punción lumbar de control
No se recomienda la realización de punción lumbar de control, excepto en:
• Meningitis neonatal.
• Meningitis por enterobacterias.
• Meningitis por neumococo a las 36- 48 h de iniciada la antibioterapia si es resistente a la penicilina o se ha instaurado dexametasona.
• Sospecha fracaso terapéutico (no mejora en 48 h, mala evolución clínica o aparición de complicaciones).
• En fiebre prolongada o secundaria. (1,2)

Tratamiento
Esta enfermedad puede ser mortal y debe considerarse siempre como una urgencia médica. Hay que ingresar al paciente en un hospital o centro de salud, aunque no es necesario aislarlo. El tratamiento antibiótico apropiado debe comenzar lo antes posible, de preferencia después de la punción lumbar, siempre que esta se pueda practicar inmediatamente. El inicio del tratamiento antes de la punción puede dificultar el crecimiento de la bacteria en el cultivo de LCR y la confirmación del diagnóstico. (1,2,8)

Medidas de soporte
• Asegurarse se adecuada ventilación y perfusión cardiaca
• Monitoreo hemodinámico y obtención de muestras para estudios de laboratorio
• Acceso venoso, administración de fluidos si es necesario, teniendo en cuenta el balance electrolítico, administración de dexametasona si está indicado y la primera dosis de antibiótico empírico, administración de suero glucosado si hay hipoglicemia (<40 mg/dL) además de tratar las convulsiones si estuvieran presentes.

- Se debe monitorizar el peso, diuresis, electrolitos en suero
- Los niños que están siendo tratados por meningitis bacteriana deben ser monitoreados cuidadosamente del aumento de presión intracraneal, convulsiones y desarrollo de efusión subdural, principalmente durante los 2 o 3 primeros días. Además de un examene neurológico diario y le medida de perímetro cefálico en niños menores de 18 meses. (10)

Tratamiento Farmacológico
Se emplean diversos antibióticos como penicilina, ampicilina, cloranfenicol y ceftriaxona (en zonas de escasos recursos). (4)

El tratamiento se establece de manera empírica, según el grupo etiología para el grupo etario, hasta la obtención del agente específico a partir del análisis del líquido cefalorraquídeo y su cultivo para determinar el tratamiento.(1,2)

Otra opción es el uso de esteroides, los cuales se asocian a efectos benéficos ante la disminución del edema cerebral, además de interferir con la liberación de interleucina-1, y factor de necrosis tumoral, por lo tanto ayudan a mantener el equilibrio en la respuesta inflamatoria. (2)

Está demostrado el uso de esteroides en meningitis por Hib, ya que reduce el riesgo de hipoacusia y otras secuelas neurológicas por este agente, lo cual está demostrado a partir de múltiples estudios, incluyendo un metaanálisis. 1

Tabla 5. Tratamiento antimicrobiano empírico. (1)

Edad	Tratamiento
<1mes	Cefotaxima + ampicilina
1 -3 meses	Cefotaxima + ampicilina o vancomicina
>3 meses	Cefotaxima/ceftriaxona + vancomicina
Patología neuroquirurgica	Vancomicina + cefepime o meropenem
Inmunodeprimido	Vancomicina + cefepime + ampicilina

Tabla 6. Duración de tratamiento antibiótico de acuerdo a agente identificado. (1)

Agente	Días de tratamiento
s. pneumoniae	10 – 14 días
N. meningitidis	5 – 7 dias
H, influenzae	7 – 10 dias
S. agalactiae o L. monocytogenes	14 – 21 dias
Bacilos gram negativos	21 dias

Tabla 6. Tratamiento antimicrobiano según agente aislado. (1)

S. pneumoniae	CMI a cefalosporinas	≤0,5 ug/dl 1-2 ug/dl ≥ 2 ug/dl	Cefotaxima/ceftriaxona Cefotaxima/ceftriaxona o vancomicina Cefotaxima/ceftriaxona + vancomicina + rifampicina
N. meningitidis	CMI a penicilina	< 0,1 ug/dl 0,1 – 1 ug/dl	Ampicilina/penicilina G Cefotaxima/ceftriaxona
H. influenzae tipo B	Betalactamasa	Negativo positivo	Ampicilina Cefotaxima/ceftriaxona
S. aureus	Meticilin	Sensible Resistente	Cloxacilina +/- rifampicina Vancomicina + rifampicina o linezolid
E. coli y otras enterobacterias	Cefotaxima/ceftriaxona		
Listeria monocytogenes	Ampicilina/penicilina G		
S. agalactiae	Ampicilina/ penicilina G		
P. aeruginosa	Cefepime/ceftazidima + amikacina/tobramicina		

Tabla 7. Dosis de antibióticos (1,9).

Antibiótico	Dosis
Ampicilina	200-300 mg/kg/d C6H
Cefotaxima	200-300 mg/kg/d C6H o C8H
Ceftriaxona	100mg/kg/día C12H o C24H
Cefepime	150 mg/kg/día C8H
Ceftazidima	150 mg/kg/día C8H
Meropenem	120 mg/kg/día C8H
Rifampicina	20 mg/kg/día C12H
Vancomicina	60 mg/kg/día C6H

Tabla 8. Duración de tratamiento antibiótico (1,9).

Agente	Duración de tratamiento
Neumococo	10 a 14 días
Meningococo	5 a 7 días
Hib	7 a 10 días
S. agalactiae o listeria	14 a 21 días
Bacilos gramnegativos	21 días

Corticoides

En la meningitis por Hib y en la meningitis neumocócica se recomienda terapia inmunomoduladora con dexametasona a dosis de 0,6 mg/kg/día cada 6h o 0,8 mg/kg/día cada 12 h. 2.

La terapia con corticoides disminuye significativamente la incidencia de secuelas, sobre todo sordera grave en niños, siempre y cuando se administre 30 minutos antes del tratamiento antibiótico. (1,9)

Sin embargo, disminuye la penetración de vancomicina en el LCR, por lo que su uso obliga a realizar una segunda punción lumbar a las 24-48 h para comprobar la esterilización del líquido, especialmente si el neumococo presenta algún grado de resistencia a penicilina. (1,2)

Profilaxis

El objetivo es erradicar N. meningitidis y H. influenzae de la nasofaringe de las personas que han estado en contacto íntimo con el enfermo y prevenir casos secundarios. Se les aplicará lo antes posible, preferentemente en las primeras 24 h posteriores al diagnóstico del caso índice. (1,9)

Pronostico

La mortalidad reportada en niños con meningitis bacteriana va de 0 a 15%, dependiendo del organismo infectante y el entorno en donde se encuentran. Las secuelas neurológicas son comunes en niños que han sobrevivido a un episodio de meningitis bacteriana, la secuela más común es la pérdida de audición, convulsiones, discapacidad intelectual y espasticidad o paresias. 10. Los factores pronósticos son:

- Nivel de conciencia (Glasgow) que es un predictor de muerte o secuelas neurológicas
- Agente etiológico, por ejemplo la mortalidad, el riesgo de perdida auditiva y el riesgo de secuelas aumentan en meningitis pneumococica o por Hib.
- Convulsiones mas de 72 horas después del uso adecuado de la terapia antimicrobiana aumenta el riesgo de secuelas neurológicas que se asocian a problemas cognitivos y de aprendizaje leves.
- Nivel de glucosa en LCR, una disminución <20mg/dL al ingreso se asocia a pérdida auditiva
- El retraso en la esterilización de LCR (cultivo positivo tras 16 a 18 horas de iniciada la terapia) se asocia a eventos adversos como perdida auditiva neurosensorial de moderada a grave, convulsiones, hemiparesia y hallazgos neurológicos anormales
- El mal estado nutricional aumenta la morbimortalidad. (10)

Recomendaciones

El manejo inmediato de niños con meningitis bacteriana incluye la valoración y estabilización de la ventilación y perfusión, el monitoreo hemodinámico y medidas de soporte mientras se realizan los exámenes de laboratorio, además del antibiótico empírico y dexametasona deben administrarse inmediatamente luego de la punción lumbar, además de tratar la hipoglicemia, acidosis y coagulopatias si fuera necesario.

Para niños con shock, hipovolemia que tienen evidente SIADH (Na en suero <130 mEq/L) se sugiere una restricción de liquido moderada (1200 mL/m2/dia).

Se recomienda que en niños mayores de 1 mes se incluya cobertura para resistencia de S. pneumoniae, N. meningitidis y H. influenzae tipo B, que incluye vancomicina 60mg/kg/dia IV (máximo 4g/dia) dividido en 4 dosis con altas dosis de ceftriaxona 100mg/kg/dia IV (máximo 4g/dia) dividido en 1 o 2 dosis o cefotaxima 300mg/kg/dia (máximo 12 g/dìa) en 3 o 4 dosis. Además se debe seguir el tratamiento de acuerdo al agente antimicrobiano que lo produce.

La respuesta a la terapia antimicrobiana será monitoreada clínicamente con una curva de temperatura, signos y síntomas y si fuera necesario otra punción lumbar especialmente si los pacientes tienen escasa respuesta clínica al tratamiento luego de 24 a 36 horas de terapia adecuada, particularmente en niños con resistencia a cefalosporinas de tercera generación y meningitis neumococica tratados con dexametasona.

Los estudios de neuroimagen están indicados en pacientes con signos y síntomas de complicaciones o meningitis recurrente. Se recomienda evaluación auditiva, neurológica y cognitiva periódica en niños que han sido tratados para meningitis bacteriana.

La quimioprofilaxis está indicada en pacientes con contacto cercano a meningitis meningococica y Hib (10).

BIBLIOGRAFÍA

1. F. Baquero Artigao, R.Vecino Lopez, F. del Castillo Martin. Meningitis Bacteriana. AEPED. [Internet]. 2011 [13/01/2020]; Volumen (3); paginas 47 – 57. Disponible en: https://www.aeped.es/sites/default/files/documentos/meningitis.pdf
2. Marìa del Rosario Robledo Lejia. Meningitis bacteriana. EMIS. [Internet]. Año [15/01/2020]; Volumen (6): páginas 18 -21. Disponible en: www.Medigraphic.org.mx
3. Manuales MSD: John E. Greenlee; Fecha de comienzo [noviembre 2017; enero 2020]. Manuales MSD; páginas [1-10]. Disponible en: https://www.msdmanuals.com/es-ec/hogar/enfermedades-cerebrales,-medulares-y-nerviosas/meningitis/meningitis-bacteriana-aguda
4. Organización Mundial de la Salud; Fecha de comienzo [19 de febrero 2018; 17 de enero 2020]. Página web; páginas [1-5]. Disponible en: https://www.who.int/es/news-room/fact-sheets/detail/meningococcal-meningitis
5. Ashenafi Tazebew Amare, Zemene Tigabu Kebede, Henry Delois Welch. Epidemiology of bacterial meningitis in children admitted to Gondar University Hospital in the post pneumococcal vaccine era. PanAfricanMedicalJournal [INTERNET]. 2018 [20/11/2018]; Volumen (31); paginas 2 -9. Disponible en: https://www.ncbi.nlm.nih.gov/pmc/articles/PMC6488968/
6. Chaudhary et al. Serum procalcitonin in bacterial & non-bacterial meningitis in children. BMC Pediatrics [INTERNET]. 2018 [02/11/2018]; Volumen (18); paginas 2 -5. Disponible en:https://www.ncbi.nlm.nih.gov/pmc/articles/PMC6215352/pdf/12887_2018_Article_1314.pdf
7. Edición médica: Jonathan Veletanga; 19 de agosto 2016 [19 de agosto 2016; 19 de enero 2020]. Edición medica; páginas [1-2]. Disponible en: https://www.edicionmedica.ec/secciones/salud-publica/meningitis-por-meningococo-un-desaf-o-para-la-salud-p-blica-88455
8. D. van de Beek, Et. Al. guideline: diagnosis and treatment of acute bacterial meningitis. ESCMID. [INTERNET]. 2016 [11/01/2016]; Volumen (18); paginas S37- S62. Disponible en: https://www.clinicalmicrobiologyandinfection.com/article/S1198-743X(16)00020-3/abstract
9. Bonita F. Stanton, Joseph W.St Geme III, Nina F. Schor, Richard E. Behrman. Tratado de Pediatria de Nelson. Volumen 20. ELSEVIER. 2016.
10. Uptodate: Sheldon L Kaplan; [12/03/2019; 19/01/20]. Uptodate; [10]. Disponible en: https://www.uptodate.com/contents/bacterial-meningitis-in-children-older-than-one-month-treatment-and-prognosis?source=history_widget

CAPÍTULO 8

Neurocisticercosis
Autora: Dra. Katherine Andrea Campaña Pazuña

Definición
La neurocisticercosis es el término empleado para describir a la enfermedad parasitaria que afecta al Sistema Nervioso Central, causada por la tenia porcina (Taenia solium), enfermedad que resulta de la ingesta de carne de cerdo contaminada con huevos de este parásito; siendo la forma más grave de la enfermedad. (1)

La epilepsia es el principal signo neurológico que permite evidenciar la presencia de la enfermedad, es una de las secuelas más frecuentes. (2)

En el 2016, la Organización de las Naciones Unidas para la Alimentación y la Agricultura menciona que la Taenia Solium es un parásito (céstodo / gusano plano), que provoca distintas presentaciones clínicas: (3)

- **Teniasis:** Es la presencia del céstodo adulto en el intestino delgado del ser humano.
- **Cisticercosis:** Es la presencia de larvas (cisticercos) en los tejidos tanto del cerdo como en el ser humano.
- **Neurocisticercosis:** Es la presencia de cisticercos en el Sistema Nervioso Central en el ser humano.

Epidemiología
De acuerdo a la Organización Mundial de la Salud, la neurocisticercosis es considerada un problema de Salud Pública. Es una enfermedad endémica presente en casi todos los países en desarrollo, es más común encontrar la enfermedad en la raza latina y asiática por sus preferencias alimenticias y culturales. (4)

Se estima que un 0.1% de la población de Latinoamérica podría tener la enfermedad; con menor frecuencia en la población infantil.

En México, Guatemala, Perú, Ecuador y Bolivia, se estudió la prueba de inmunoblot en poblaciones rurales, la que reveló una positividad entre 4.9% y 34%, valor que nos indica una alta prevalencia de anticuerpos en esas poblaciones. (1)

Ecuador es considerado un país endémico, se estima que la tasa de incidencia anual de neurocisticercosis de los últimos años corresponde a un promedio entre 480 y 1670 pacientes hospitalizados a causa de la neurocisticercosis y epilepsia secundaria a la enfermedad, respectivamente. (5)

En términos generales, a nivel mundial la enfermedad provoca 50.000 muertes cada año. Es de vital importancia comprender la transmisión de la Taenia Solium al ser esencial para el desarrollo de programas de prevención y control que sean económicos además, de que las estimaciones realizadas sirven para evaluar la carga de la enfermedad. (3)

Fisiopatología
El ciclo de vida de Taenia Solium inicia cuando el portador del parásito contamina el ambiente con sus heces. Las proglótides del parásito producen huevos infectantes (cadenas de proglótides con huevos sueltos aparecen en las heces del portador). Un cerdo que come desperdicios ingerirá huevos infectantes. Los oncosferas dentro de los huevos penetran los tejidos el cerdo, causándoles cisticercosis. (6)

Los cisticercos llegan a la cadena alimenticia humana, carne de porcino que es ingerida sin cocinarse apropiadamente. El ciclo de vida continua cuando en el intestino humano los cisticercos se convierten en parásitos adultos que alcanza la madurez y empiezan a producir huevos, atraviesan la mucosa intestinal activamente, y llegan al torrente sanguíneo transportándose a los diversos tejidos del organismo; pero sobrevive por mayor tiempo en lugares inmunológicamente protegidos, como el Sistema Nervioso Central. (7)

Únicamente cuando los cisticercos degeneran se pone de manifiesto la respuesta inflamatoria del huésped y aparecen los síntomas, como las crisis convulsivas.

Clasificación
La neurocisticercosis se clasifica de distintas maneras dependiendo de la clínica y la localización:

- **Neurocisticercosis parenquimatosa:** Es la forma más común. Esta se puede manifestar con una única lesión o como una infección parasitaria masiva.
- **Neurocisticercosis subaracnoidea:** Es un síndrome común y sintomático. Los quistes racimosos en la cisternas basales pueden producir una reacción inflamatoria intensa que puede producir fibrosis, aracnoiditis crónica, vasculitis infartos periventriculares e hidrocefalia.
- **Neurocisticercosis ventricular:** La neurocisticercosis ventricular es rara en comparación con las lesiones de otra localización. Los quistes interventriculares usualmente son únicos y se encuentran en la mayoría de los casos en el cuarto ventrículo.
- **Neurocisticercosis espinal:** Es una forma rara de neurocisticercosis. Se trata de una enfermedad leptomeningea extramedular, en donde el cisticerco viaja por el espacio subaracnoideo con el flujo del líquido cefalorraquídeo hacia la región espinal. La cisticercosis medular se desarrolla por vía hematógena.
- **Neurocisticercosis mixta:** En pocos casos se ha evidenciado cisticercosis cerebral asociada a lesiones en regiones extracerebrales. Se puede presentar asociado cisticercosis espinal, ocular o muscular.

Factores de Riesgo
Los factores de riesgo asociados se mencionan a continuación:
1. Medio Ambiente
- Condiciones inadecuadas de saneamiento ambiental (agua, desague).
- Exposición a la Tenia solium.
- Residencia o procedencia de zona endémica.
- Viajes frecuentes a zonas endémicas.

2. Estilos de Vida
- Alto consumo de carne de cerdo.
- Malos hábitos de higiene y alimentación.
- Convivencia en crianza de cerdos artesanalmente.

Cuadro Clínico
La Neurocisticercosis está relacionada con una variedad de signos y síntomas dependiendo del número, tamaño, estadio y localización de los cambios patológicos, así como de la respuesta inmune del paciente y del genotipo del

parásito; no obstante puede ser clínicamente asintomático. (8) Entre las manifestaciones clínicas más frecuentes tenemos:

- **Epilepsia:** Puede presentarse como convulsiones tónico-clónicas generalizadas o focales y parciales o sensitivas.
- **Cefalea:** No presenta características clínicas especiales. Aumenta con los esfuerzos y no cede con los analgésicos comunes.
- **Hipertensión Endocraneana:** Es la presencia de cefalea acompañado de náuseas, vómito y síntomas visuales como el papiledema.
- Síndrome Psíquico: Se presenta como episodios de tipo psicótico, confuso, demencial, neurosis, alucinaciones, entre otras.
- **Compromiso de Nervios Craneales:** Los nervios más afectados son el óptico, los oculomotores, el auditivo y el facial.

Diagnóstico

El diagnostico de Neurocisticercosis es difícil debido a que las manifestaciones clínicas son inespecíficas. Sin embargo se ha establecido algunos criterios diagnósticos. (1)

1. Clínico: Presencia de signos y síntomas más frecuentes como epilepsia de inicio tardío, cefalea persistente, cuadro psíquico e hipertensión endocraneana.

2. Epidemiológico: Indagar sobre la procedencia (zona endémica), antecedentes personales o familiares de teniasis y crianza de cerdos.

3. Inmunológico: En la actualidad se usa el método denominado inmunoelectrotransferencia (EITB), también llamado inmunoblot o WESTERN BLOT. Se evidencio una sensibilidad 94% en suero, 86% en LCR y una especificidad del 100%. (9).

4. Neuroimágenes: Se describen variadas opciones, que permiten llegar al diagnóstico de la enfermedad: (10)

- **Radiografía Simple del cráneo y partes blandas:** Puede demostrar las calcificaciones; signos indirectos de hidrocefalia.
- **Tomografía Axial Computarizada de encéfalo con contraste:** Procedimiento diagnóstico más útil, revela formas activas, en degeneración e inactivas del cisticerco.

- **Resonancia Magnética:** Permite observar quistes muy pequeños o ubicados en cerebelo y tronco cerebral no identificados por la Tomografía. Aun cuando muestra imágenes más definidas su desventaja es que no logra identificar calcificaciones.

5. Estudio de Líquido Cefalorraquídeo: Mediante la punción lumbar y con el estudio de LCR se puede evidenciar los anticuerpos o antígenos, los mismos que están elevados en la neurocisticercosis.

Diagnóstico Diferencial
El diagnóstico diferencial de esta enfermedad es extremadamente difícil y más aún en zonas endemicas, debido a la coexistente de otras patologías similares.
Entre los diagnósticos diferenciales mas frecuentes de la neurocisticercosis, incluyen: (1)
- Tuberculosis
- Equinococosis
- Paragominiasis
- Esparganosis
- Criptococosis
- Astrocitoma quístico

Tratamiento
Se ha demostrado que los antiparasitarios son los medicamentos de elección para el manejo de la neurocisticercosis. Entre los medicamentos de esta familia los más usados por esenciales y efectivos en contra del cisticerco Taenia Solium son el Albendazol y Praziquantel además se encuentran disponibles de manera segura y económica. (11)

Albendazol: Es la actualidad se considera como el medicamento de primera elección por sus diversas propiedades como: adecuada penetración del fármaco, no presenta interacciones farmacológicas, accesible por su bajo costo. Dosis: 15mg/kg/día por 15 días.

Praziquantel: Es el medicamento que se lo emplea cuando no se tenga al alcance el de primera elección. Dosis de 50mg/kg/día por 15 días.

Es importante tener en cuenta la reacción inflamatoria local, ya que estos medicamentos provocan la muerte del parásito causando hipertensión endocraneana; por la misma razón de igual manera se trata los síntomas acompañantes según el caso: uso de fármacos anticonvulsivantes, esteroides, diuréticos osmóticos y analgésicos. (1)

Complicaciones
Se han evidenciado distintas complicaciones de la enfermedad independiente de su clasificación, entre las más comúnes están: (5)
- Epilepsia.
- Hidrocefalia Hipertensiva.
- Deterioro cognitivo/demencia.
- Cefalea y signos deficitarios permanentes

Pronóstico
El pronóstico de la enfermedad dependerá de la presentación de la misma, de manera general la neurocisticercosis con un tratamiento adecuado tiene un curso favorable con degeneración de los parásitos y formación de nódulos calcificados residuales; sin embargo en el caso de localizarse en el espacio subaracnoideo se evidencia un mal pronóstico con alta morbi-mortalidad por las complicaciones asociadas. (12)
- Disposición a la quimioterapia preventiva.
- Identificación y tratamiento de casos de teniasis.
- Formación para la salud, higiene mejorada.
- Perfeccionamiento de las crías que estén predestinadas a la elaboración de alimentos.
- Prevenir la profanación de los alimentos frescos, a través de procesos de transformación como congelación, tratamiento térmico, entre otras poder inactivar los parásitos en los alimentos.

BIBLIOGRAFÍA

1. Ministerio de Salud, Peru MINSA. Guia de Practica Clinica de Neurocisticercosis: Direccion General de Salud de las personas. Fondo editorial 2015.
2. Zambrano G. Hallazgos tomográficos como marcadores de la severidad de la presentación clínica de la Neurocisticercosis. Ecuador, Quito. 2016.
3. Simbala G. Analisis de vida de años perdidos ajustados en funcion de Neurocicsticercosis y Epilepsia en Ecuador. Ecuador, Quito. 2018.
4. Organización Mundial de la Salud. Teniasis y Cisticercosis. 2016. (Sitio en Internet) Disponible en: https://www.who.int/es/news-room/fact-sheets/detail/taeniasis-cysticercosis
5. Instituto Nacional de Estadisticas y Censos, Neurocisticercosis, casos. Ecuador, Quito. 2015.
6. Organización Mundial de la Salud. Teniasis y Cisticercosis. 2019. (Sitio en Internet) Disponible en: https://www.who.int/es/news-room/fact-sheets/detail/taeniasis-
7. Velasquez R., Rojas, S., Briceño A. y Prieto M. Neurocisticercosis: Enfermedad Infecciosa desatendida, olvidada y emergente. A PROPÓSITO DE UN CASO. Venezuela, Carabobo. 2016.
8. Fernández R., González C. y Guitián J. Neurocisticercosis: Una enfermedad que no debemos olvidar. España, Ourense. 2017.
9. Peña C., Villeda S., Mendez J. y Vasquez O. Neurocisticercosis y Absceso Cerebral: Una Presentación Atípica. Reporte de Caso. Honduras, Honduras. 2018.
10. Zapata C., Vargas S. y Uribe C. Neurocisticercosis racemosa (sic), diagnóstico orientado por neuroimágenes. Colombia, Medellin. 2016. (Sitio en Internet) Disponible en: https://revistabiomedica.org/index.php/biomedica/article/view/2983/3543
11. Centro para el Control y Prevencion de Enfermedades. Neurocisticercosis. RECURSOS PARA PROFESIONALES. Estados Unidos. 2016.
12. Pereira D. Neurocisticercosis, una parasitosis que afecta el cerebro. Colombia. 2018

CAPÍTULO 9

Dengue
Autora: Dra. Erika Katherine Pazmiño Alvarez

Definición
El dengue es una enfermedad vírica transmitida por mosquitos que se ha propagado rápidamente en todas las regiones de la OMS en los últimos años. El virus del dengue se transmite por mosquitos hembra principalmente de la especie Aedes aegypti y, en menor grado, de A. albopictus; también transmiten la fiebre chikungunya, la fiebre amarilla y la infección por el virus de Zika. Estos mosquitos tienen hábitos domiciliarios, por lo que la transmisión es predominantemente doméstica La enfermedad está muy extendida en los trópicos, cuyo riesgo depende en gran medida de las precipitaciones, la temperatura y la urbanización rápida sin planificar. El dengue grave (conocido anteriormente como dengue hemorrágico) fue identificado por vez primera en los años cincuenta del siglo pasado durante una epidemia de la enfermedad en Filipinas y Tailandia. Hoy en día, afecta a la mayor parte de los países de Asia y América Latina y se ha convertido en una de las causas principales de hospitalización y muerte en los niños y adultos de dichas regiones.

El causante del dengue es un virus de la familia Flaviviridae que tiene cuatro serotipos distintos, pero estrechamente emparentados: DEN-1, DEN-2, DEN-3 y DEN-4. La inmunidad es serotipo-específica por lo que la infección con un serotipo determinado confiere inmunidad permanente contra el mismo (inmunidad homóloga), y sólo por unos meses contra el resto de los serotipos (inmunidad heteróloga). Cualquier serotipo puede producir formas graves de la enfermedad, aunque los serotipos 2 y 3 han sido asociados a la mayor cantidad de casos graves y fallecidos

Epidemiología
Entre la semana epidemiológica (SE) 1 y la (SE) 52 del 2018 en la Región de las Américas se notificaron 560.586 casos de dengue (incidencia de 57,3 casos por 100.000 habitantes), incluidas 336 defunciones. De esos, 37,3% fueron confirmados por criterios de laboratorio. Del total de casos reportados, 0,63% fueron clasificados como dengue grave. El número de casos reportados fue superior al total registrado en el 2017, pero inferior al histórico registrado en los 11 años anteriores (2006-2016). De igual manera la proporción de casos de dengue grave y dengue con signos de alarma reportados en 2018 fue superior a la de los dos años anteriores, pero inferior

a lo reportado en los 10 años previos y se mantiene por debajo del 1% que fue alcanzado en el año 2015.

Figura 1. Distribución de casos reportados de dengue y proporción de dengue grave por año de notificación. Región de las Américas, 1999-2019 (hasta la SE 6 de 2019).

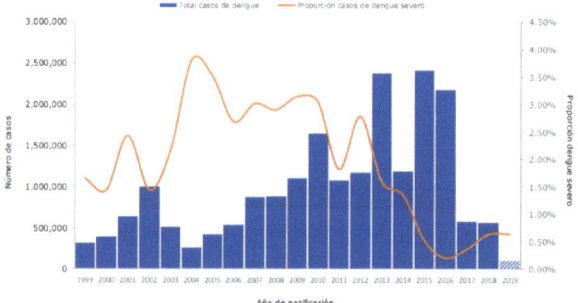

Fuete: Organización Panamericana de la salud/ Organización mundial de la salud. Actualización Epidemiólogica: Dengue 22 de Febrero de 2019, Washington, D.C. OPS/ OMS. 2019

En las primeras seis semanas del 2019 en la Región de las Américas se notificaron 99.998 casos de dengue (tasa de incidencia de 10,2 casos por 100.000 habitantes), incluidas 28 defunciones, 25.333 casos confirmados por laboratorio y 632 casos clasificados como dengue grave (0,63%). Los cuatro serotipos del virus del dengue (DENV 1, DENV 2, DENV 3 y DENV 4) están presentes en las Américas y en varios países circulan de manera simultánea. El número de países y/o territorios con la circulación simultánea de dos o más serotipos se ha incrementado en los últimos 20 años, con lo cual aumentó el riesgo de presentación de casos graves de la enfermedad, así como la ocurrencia de brotes en la Región de las Américas.

Figura 2. Número de serotipos de dengue que circulan en países y territorios de las Américas, 1995-2018.

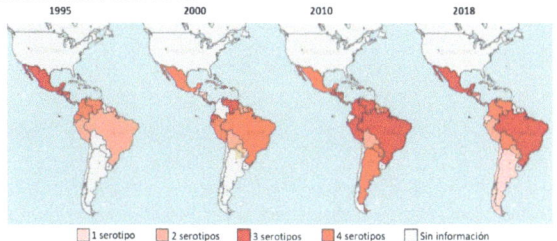

Fuente: Organización Panamericana de la Salud / Organización Mundial de la Salud. Actualización Epidemiológica: Dengue. 22 de febrero de 2019, Washington, D.C. OPS/OMS. 2019

En Ecuador, durante el año 2019 entre la semana epidemiológica (SE) 1 y 33, se reportaron un total de 5648 casos confirmados, siendo la provincia de Esmeraldas la que presentó el mayor número con un total de 1456 casos, correspondiente al 25.7%, de estos 7 casos fueron clasificados como dengue grave, seguida por la provincia del Guayas con un total de 922 casos, correspondiente al 16.3%, con 8 casos de Dengue grave y la provincia con menor número de casos registrados fue Cotopaxi con un total de 2 casos, correspondiente al 0.03%, sin registro de casos de Dengue grave.

Tabla 1 Casos de Dengue por semana epidemiológica y provincias, Ecuador SE 01-33 2019

Provincia (grupo)	A90x Dengue sin complicaciones	A91X Dengue con signos de alarma	A91X Dengue grave	Total general
Esmeraldas	1.152	296	7	1.456
Guayas	744	170	8	922
Manabí	738	115	1	854
Orellana	360	170		530
Santo Domingo de los Tsachilas	287	33	5	325
Sucumbios	209	92		301
El oro	208	55	1	264
Loja	221	21		242
Zamora chinchipe	201	18	1	219
Los ríos	188	13		202

Enfermedades Infecciosas

Provincia (grupo)	A90x Dengue sin complicaciones	A91X Dengue con signos de alarma	A91X Dengue grave	Total general
Napo	127	5		132
Pichincha	72	8		80
Morona Santiago	23	5		28
Cañar	19	5		24
Pastaza	19	1		20
Azuay	12	2		14
Santa elena	10	4		14
Chimborazo	7	1		8
Imbabura	5	1	1	7
Bolívar	2			2
Carchi	1	1		2
Cotopaxi	2			2
Total	4.608	1.016	24	5.648

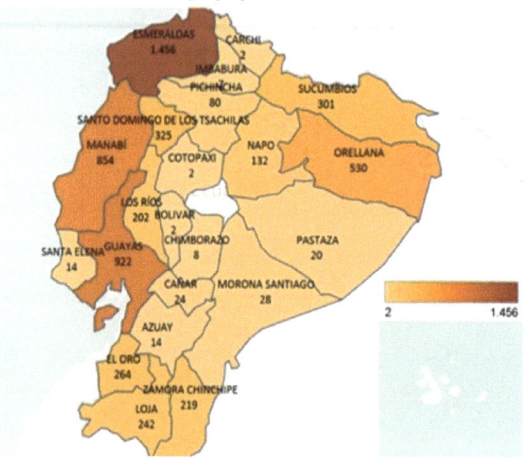

Total de casos de Dengue, por provincias. Ecuador SE 01-33 /2019

Fuente: Subsistema de vigilancia-SIVEALERTA/ MSP 2019

Forma de transmisión

El vector principal del dengue es el mosquito Aedes aegypti. El virus se transmite a los seres humanos por la picadura de mosquitos hembra infectadas.

Las personas infectadas sintomáticas y asintomáticas son los portadores y multiplicadores principales del virus, si durante la viremia el mosquito pica a esta persona, se infecta y luego de un periodo necesario para el desarrollo de la infección viral en el mosquito (periodo de incubación extrínseco que dura entre 4 a 10 días), éste permanecerá infectante el resto de su vida y con capacidad de infectar a individuos susceptibles. Tras la aparición de los primeros síntomas, las personas infectadas con el virus pueden transmitir la infección (durante 4 o 5 días y 12 días como máximo) a los mosquitos Aedes.

El mosquito Aedes aegypti vive en hábitats urbanos y se reproduce principalmente en recipientes artificiales. A diferencia de otros mosquitos, este se alimenta durante el día; los periodos en que se intensifican las picaduras son el principio de la mañana y el atardecer, antes de que oscurezca. En cada periodo de alimentación, el mosquito hembra pica a muchas personas.

La enfermedad no se transmite de persona a persona, ni a través de objetos, ni por vía oral, respiratoria ni sexual. Sin embargo, aunque es infrecuente, también están descritas la transmisión durante el embarazo y la vía transfusional.

Ciclo de vida del Aedes aegypti

Este mosquito como todos los dípteros en su ciclo de vida pasan por cuatro etapas: huevo, larva, pupa (fase acuática), y adulto (fase aérea). La fase acuática se desarrolla en depósitos de agua artificiales y naturales, depósitos llamados criaderos. Dos o tres días después de una alimentación de sangre y una vez inseminada la hembra, esta busca un lugar propicio para depositar sus huevos (con un promedio de 50 huevos por postura). El periodo de incubación del embrión es de aproximadamente 48 horas en condiciones especiales de humedad; una vez cumplidas éstas, el huevo puede resistir desecación hasta por dos años.

Después de estar en forma de huevo pasa a ser una larva que se distingue por el movimiento serpinginoso y luego a pupa donde se prepara para salir del agua. En fase aérea que es la forma adulta transmite la enfermedad.

Figura 3. Ciclo de vida del Aedes aegypti

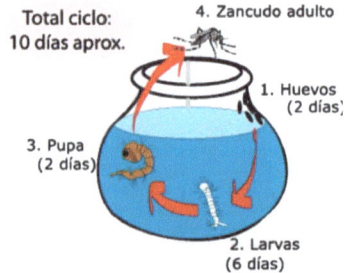

Fuente: Dengue. Dengue ciclo de vida de los zancudos Aedes Aegypti 2012

Figura 4. Estadios del ciclo biológico del Aedes aegypti: a: Huevo, b: Larva, C: Pupa, D: Adulto

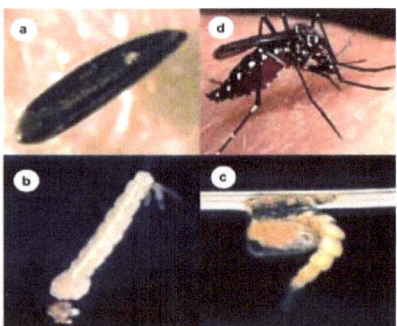

Fuente: Dengue en el Perú: Aportes para su diagnóstico y control 2005

Fisiopatología

La gravedad de la enfermedad depende de la carga de la viremia y de la magnitud de las sustancias reactivas de la fase aguda, dando una gama de cuadros clínicos que van desde infecciones inaparentes, cuadro febril inespecífico, Fiebre por Dengue o Dengue Clásico, hasta el más grave, el Síndrome de choque por Dengue (SSD).

El día de la defervescencia, cuando desaparece la fiebre, o día cero (0), es el día crucial para el paciente: evoluciona hacia la curación o evoluciona hacia las formas más graves.

Los monocitos y las células endoteliales infectadas por virus Dengue son blanco del FNT-a y de anticuerpos auto-inmunes que lesionan y/o inducen apoptosis de dichas células.

Por otra parte, entre las sustancias reactivas de la fase aguda, la interleucina 8 (IL-8) y el FNT-a han sido las más estudiadas para explicar la fisiopatología del Dengue Hemorrágico, cuyo evento esencial es el aumento en la permeabilidad vascular, lo que causa escape de plasma del espacio intravascular hacia el espacio intersticial con los consiguientes derrames en las serosas y el edema. La IL-8 y el FNT-a lesionan a las proteínas de la Zónula Occludens y su Unión Estrecha (el espacio intercelular entre las células del organismo, incluyendo a las células endoteliales de los vasos sanguíneos, que regulan el flujo de líquidos entre los espacios intra-vascular y el intersticial) como son las claudinas, la ocludina y la e-caderina, así como al citoesqueleto al que están unidas.

Hemorragias: las hemorragias que se producen en el Dengue son el producto de las lesiones en el endotelio vascular y de la disfunción de las plaquetas. Los factores de coagulación también están alterados debido en parte a la disfunción hepática por la invasión viral.

Aumento de la permeabilidad vascular: la lesión de la Zonula Occluden (Claudinas, e-caderina, occludina) provoca un escape de líquidos del espacio intra-vascular al espacio extra-vascular.

La hipovolemia desencadena una serie de respuestas homeostáticas que tienen como fin mantener una mejor perfusión de los órganos más nobles de la economía, como son el encéfalo, el corazón y el hígado. Estos cambios obedecen a la respuesta de los vasos sanguíneos de resistencia a la hipovolemia y a la hipoxia, resultante de la menor perfusión de los territorios corporales menos irrigados. En el sistema nervioso central se liberan catecolaminas, las cuales van a producir vasoconstricción de las venas y arterias tanto periféricas como pulmonares. También se secreta vasopresina (AVP) (hormona antidiurética, HAD). La AVP va a actuar sobre los receptores V2 de los túbulos renales y células epiteliales promoviendo una mayor absorción de agua. En los receptores V1 de los vasos sanguíneos la AVP estimula los canales de Calcio VOCC (Voltaje Operated Calcium Channels), NSCC (Non Selective Calcium Channels) y SOCC (Stored Operated Calcium Channels) con lo que ingresa el Calcio extracelular y se libera el Calcio intracelular del retículo endoplásmico y de la calmodulina. Lo que produce vasoconstricción. Se activa el eje Renina-Angiotensina Aldosterona. La Aldosterona va a actuar sobre los canales de Sodio epiteliales (ENaC) y se produce absorción de sodio (y agua) en glándulas lacrimales, salivales, sudoríparas, y en colon.

La hipoxia, producto de hipoperfusión de los tejidos menos nobles, va a producir vasocontricción en vasos de resistencia pulmonares y vasodilatación en los vasos de resistencia periféricos. La hipoxia y la acidemia disminuyen la producción de sustancias reactivas de oxígeno (SRO) en vasos pulmonares. El aumento de la concentración de hidrogeniones más la disminución de SRO abren los canales de Potasio rectificadores I Kir), lo que permite el ingreso de K+ a los miocitos de los vasos pulmonares; a su vez se cierran los Kv (canales de K+ sensibles al voltaje) y se impide la salida del K+.

Estos movimientos causan despolarización celular que estimula la apertura de los canales de Ca, ingreso del mismo y vasoconstricción, que se suma al efecto de catecolaminas y AVP. Mientras tanto en los vasos periféricos aumentan las SRO y los hidrogeniones, esto provoca apertura de los canales de Potasio sensibles a ATP (KATa) y salida del K+ intracelular, cierre de los Kir con lo que no ingresa potasio, y se produce hiperpotasemia, lo que hiperpolariza a los miocitos de los vasos periféricos, se cierran los canales de Calcio tipo L, sensibles al voltaje. No penetra Calcio, y se produce vasodilatación, que contrarresta a la vasoconstricción producida por AVP y catecolaminas.

En el Dengue grave predomina la vasodilatación sobre la vasoconstricción

El período de shock por Dengue se presenta el día que desaparece la fiebre (día 0) y dura 72 horas o menos. El descenso de la presión arterial media (PAM) tiene un comportamiento variable: puede aparecer una vez (62% en nuestros casos), dos o más veces durante este período que usualmente es de 24 horas. La duración de esta caída de la PAM varía entre 15 minutos y 39 horas, más frecuentemente entre 2 y 12 horas.

Cuadro Clínico

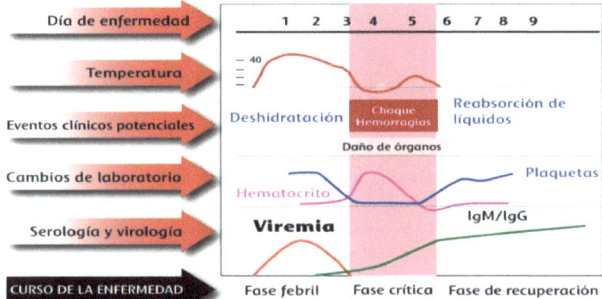

Figura 5. Dengue, curso de la enfermedad

Fase febril

Generalmente, los pacientes desarrollan fiebre alta y repentina, que puede ser bifásica. Habitualmente, la fase febril aguda dura de 2 a 7 días y suele acompañarse de enrojecimiento facial, eritema, dolor corporal generalizado, mialgia, artralgia, cefalea y dolor retroorbitario.

Algunos pacientes pueden presentar odinofagia e hiperemia en faringe y conjuntivas. Los trastornos gastrointestinales (anorexia, náuseas, vómito y evacuaciones líquidas) son comunes. Una prueba de torniquete (PT) positiva en esa fase indica un aumento de la probabilidad de que los pacientes tengan dengue, aun cuando hasta 21% de los casos PT positiva luego no tengan dengue confirmado. Además, al comienzo de la etapa febril, esas características clínicas son indistinguibles entre los casos de dengue y los que más tarde evolucionan a dengue grave; la PT por sí misma no es útil para diferenciarlos.

Por lo tanto, la vigilancia de los signos de alarma y de otros parámetros clínicos es crucial para el reconocimiento de la progresión a la fase crítica. A los pocos días del inicio de la enfermedad pueden presentarse manifestaciones hemorrágicas menores, como petequias y equimosis en la piel. Asimismo puede haber un aumento del tamaño del hígado, que puede ser doloroso a la palpación. La primera anomalía del hemograma es una disminución progresiva del recuento total de glóbulos blancos, que debe poner al médico sobre alerta, dada la alta probabilidad de infección por dengue. La bradicardia relativa es común en esta fase, ya que la fiebre no eleva sustancialmente la frecuencia cardíaca.

Fase crítica
Cuando en algunos pacientes en los primeros 3 a 7 días de la enfermedad la temperatura desciende y se mantiene a 37,5 ºC o menos, por lo general, puede haber un aumento de la permeabilidad capilar; paralelamente, incrementan los niveles de hematocrito. Esto marca el comienzo de la fase crítica, o sea, el de las manifestaciones clínicas debidas a la extravasación de plasma, que por lo general dura de 24 a 48 horas y puede asociarse con hemorragia de la mucosa nasal (epistaxis) y de las encías (gingivorragia), así como con sangrado transvaginal en mujeres en edad fértil (metrorragia o hipermenorrea).

La leucopenia con neutropenia y linfocitosis con 15% a 20% de formas atípicas, seguida de una rápida disminución del recuento de plaquetas, suele preceder la extravasación de plasma.

En este punto, los pacientes sin un gran aumento de la permeabilidad capilar mejoran, mientras que aquellos con mayor permeabilidad capilar pueden empeorar como resultado de la pérdida de volumen plasmático y llegar a presentar signos de alarma. Si no se restaura la volemia de manera oportuna y correcta, esos pacientes suelen presentar signos clínicos de hipoperfusión tisular y choque hipovolémico.

La radiografía de tórax, la ecografía abdominal o ambas son herramientas útiles para el diagnóstico temprano de derrames en las cavidades serosas, así como del engrosamiento de la pared de la vesícula biliar producido por la misma causa. La progresión de la intensidad de la extravasación de plasma se refleja también en un incremento progresivo de los niveles del hematocrito; esto repercute en la hemodinámica del paciente que, en una primera etapa, puede durar horas y expresarse en alteración de la presión arterial, acompañada de taquicardia y de otros signos iniciales de choque, sin caída de la tensión arterial.

Entre los niños es más importante determinar alteraciones del estado mental (irritabilidad o letargo) y taquipnea, además de taquicardia. En una segunda etapa, el paciente puede cursar con franca descompensación hemodinámica, caída de la presión sistólica, de la presión arterial media y choque, que pueden agravarse por la presencia de alteración miocárdica en algunos pacientes. El choque ocurre cuando se pierde un volumen crítico de plasma por extravasación y, por lo general, es precedido por signos de alarma. Cuando se produce el choque, la temperatura corporal puede estar por debajo de lo normal. Si el período de choque es prolongado o recurrente, produce hipoperfusión de órganos, con hipoxia y deterioro progresivo del paciente. Puede, entonces, presentarse un síndrome de respuesta inflamatoria sistémica y daño orgánico múltiple, que se acompañan de acidosis metabólica y coagulopatía de consumo.

Las hemorragias en esta fase se presentan principalmente en el aparato digestivo (hematemesis, melena), pero pueden afectar también los pulmones, el sistema nervioso central o cualquier otro órgano. Cuando la hemorragia es grave, en lugar de leucopenia puede observase leucocitosis. Los pacientes que mejoran después de la caída de la fiebre se consideran casos de dengue sin signos de alarma.

Al final de la fase febril, algunos pacientes pueden evolucionar a la fase crítica de fuga de plasma sin que se resuelva la fiebre, que desaparecerá algunas horas después. En estos pacientes, deben tenerse en cuenta la presencia de signos de alarma y los cambios en el recuento sanguíneo completo para detectar el inicio de la fase crítica y extravasación del plasma. Los pacientes que empeoran con la caída de la fiebre y presentan signos de alarma son casos de dengue con signos de alarma.

Esos pacientes casi siempre se recuperan con la rehidratación intravenosa temprana. No obstante, algunos casos que no reciben tratamiento oportuno y adecuado, son los que corrientemente evolucionan a las formas graves de la enfermedad

Fase de recuperación
Cuando el paciente sobrevive la fase crítica, pasa a la fase de recuperación, que es cuando tiene lugar una reabsorción gradual del líquido extravasado, que retorna del compartimiento extravascular al intravascular. Esta etapa de reabsorción de líquidos puede durar de 48 72 horas. En estos casos, hay mejora del estado general, se recupera el apetito, mejoran los síntomas gastrointestinales, se estabiliza el estado hemodinámico y aumenta la diuresis.

Algunas veces puede presentarse una erupción tardía denominada "islas blancas en un mar rojo" acompañada de prurito generalizado. Durante esa etapa pueden presentarse bradicardia sinusal y alteraciones electrocardiográficas. El hematocrito se estabiliza o puede ser más bajo debido al efecto de dilución causado por el líquido reabsorbido. Normalmente, el número de glóbulos blancos comienza a subir con el aumento de los neutrófilos y la disminución de los linfocitos. La recuperación del número de plaquetas suele ser posterior a la de los glóbulos blancos. El número de plaquetas circulantes incrementa rápidamente en la fase de recuperación y a diferencia de otras enfermedades, ellas mantienen su actividad funcional eficiente. La dificultad respiratoria, el derrame pleural y la ascitis masiva se pueden producir en cualquier momento de la fase crítica o de recuperación, generalmente asociados a la administración de líquidos intravenosos excesiva, muy rápida o cuando la misma se ha prolongado más allá del fin de la fase crítica.

Cuadro 1. Problemas clínicos en las fases febril, crítica y de recuperación del dengue

Fase	Problema Clínico
Febril	Deshidratación. La fiebre alta puede asociarse a trastornos neurológicos y convulsiones en niño
Critica	Choque por la extravasación de plasma; hemorragias graves, compromiso grave de órganos
Recuperación	Hipervolemia (si el tratamiento intravenoso con líquidos ha sido excesivo o se ha extendido en esta fase)

Fuente: Dengue: guías para la atención de enfermos en la Región de las Américas

Clasificación según la gravedad del dengue

Dengue sin signos de alarma	Dengue con signos de alarma	Dengue grave
Persona que vive o ha viajado en los últimos 14 días a zonas con transmisión de dengue y presenta fiebre habitualmente de 2 a 7 días de evolución y 2 o más de las siguientes manifestaciones: 1. Náuseas / vómitos 2. Exantema 3. Cefalea / dolor retroorbitario 4. Mialgia / artralgia 5. Petequias o prueba del torniquete (+) 6. Leucopenia También puede considerarse caso todo niño proveniente o residente en zona con transmisión de dengue, con cuadro febril agudo, usualmente entre 2 a 7 días y sin foco aparente.	Todo caso de dengue que cerca de y preferentemente a la caída de la fiebre presenta uno o más de los siguientes signos: 1. Dolor abdominal intenso o dolor a la palpación del abdomen 2. Vómitos persistentes 3. Acumulación de líquidos (ascitis, derrame pleural, derrame pericárdico) 4. Sangrado de mucosas 5. Letargo / irritabilidad 6. Hipotensión postural (lipotimia) 7. Hepatomegalia >2 cm 8. Aumento progresivo del hematocrito	Todo caso de dengue que tiene una o más de las siguientes manifestaciones: 1. Choque o dificultad respiratoria debido a extravasación grave de plasma. Choque evidenciado por: pulso débil o indetectable, taquicardia, extremidades frías y llenado capilar >2 segundos, presión de pulso ≤ 20 mmHg: hipotensión en fase tardía. 2. Sangrado grave: hematemesis, melena, metrorragia voluminosa, sangrado del sistema nervioso central (SNC) 3. Compromiso grave de órganos, como daño hepático (AST o ALT ≥ 1000 UI), SNC (alteración de conciencia), corazón (miocarditis) u otros órganos

Fuente: Dengue: guías para la atención de enfermos en la Región de las Américas

Diagnóstico y tratamiento
Dengue sin signos de alarma – Categoría A

Criterios de grupo	
Paciente sin signos de alarma	Tolera plenamente administración por la vía oral
Sin condiciones asociadas	Micción normal en las últimas 6 horas
Sin riesgo social	**Pruebas de laboratorio**
Hemograma completo al menos cada 48 horas (hematocrito, plaquetas y leucocitos)	Reposo en cama
	Uso estricto de mosquitero durante la fase febril
IgM a partir del quinto día de inicio de la enfermedad	Ingesta de líquidos adecuada; adultos: cinco vasos de 250 ml o más al día
Tratamiento	
Niños: líquidos abundantes por vía oral	No administrar aspirina ni antiinflamatorios no esteroideos
Paracetamol: adultos: 500 mg/ dosis cada 6 horas; dosis máxima diaria: 4 g niños: 10mg/kg/dosis c/ 6 hora	No administrar corticoides
	No administrar antibióticos
	Contraindicada la vía intramuscular o rectal

Dengue sin signos de alarma y condiciones asociadas- Categoría B1

Condiciones asociadas: embarazo, niño menor de 1 año, adulto mayor de 65 años de edad, obesidad mórbida, hipertensión arterial, diabetes mellitus, daño renal, enfermedades hemolíticas, hepatopatía crónica, paciente que recibe tratamiento anticoagulante, otras.	**Riesgo social:** vive solo o lejos de donde puede recibir atención médica, falta de transporte, pobreza extrema.
	Pruebas de laboratorio
	Hemograma completo en los primeros tres días de iniciada la enfermedad
IgM a partir del quinto día de inicio de la enfermedad	**Vigilar/evaluar**
Tratamiento	**Signos vitales:** pulso, frecuencia cardiaca, frecuencia respiratoria, temperatura, presión arterial
Mantener hidratación por vía oral. En caso de intolerancia a la vía oral, iniciar tratamiento intravenoso con cristaloide (lactato de Ringer o solución salina (0,9%) a dosis de mantenimiento: (2 a 4 ml/ kg/hora) y reiniciar la vía oral lo más pronto posible.	Curva térmica
	Equilibrio hídrico: ingresos y egresos (informar las veces que orina)

Dar tratamiento sintomático igual al Grupo A	Signos de alarma (principalmente el día que cae la fiebre)
Para la condición asociada dar atención específica supervisada	Laboratorio: según el tipo de condición asociada (hematocrito, leucocitos, glucosa, electrolitos, entre otros).
	Hematocrito, plaquetas y leucocitos cada 24 a 48 hora.

Dengue con signos de alarma- Categoría B2

Criterios de grupo	
Es todo caso de dengue que presente uno o más de los siguientes signos o síntomas cerca de la caída de la fiebre y preferentemente a la caída de la fiebre:	Dolor abdominal intenso o a la palpación del abdomen
	Vómitos persistentes
	Acumulación de líquidos (ascitis, derrame pleural o pericárdico)
Sangrado de mucosas	Reevaluar: si persisten los signos de alarma y la diuresis es < 1 ml/kg/h, repetir carga con cristaloide isotónico 1 o 2 veces más.
Letargo/irritabilidad	
Hipotensión postural (lipotimia)	
Hepatomegalia > 2 cm	
Aumento progresivo del hematocrito	Reevaluar: si se observa mejoría clínica y la diuresis es ≥ de 1 ml/kg/h, reducir el goteo a 5-7 ml/kg/h y continuar por 2 a 4 h. Si continúa la mejoría clínica, reducir a 3-5 ml/kg/h por 2 a 4 h. Luego continuar el goteo a razón de 2-4 ml/kg/h por 2 a 4 horas según las necesidades del paciente.
Pruebas de laboratorio	
Hemograma completo antes de hidratar al paciente	
Muestra para RT-PCR, NS1, IgM, e IgG al primer contacto. Repetir IgM, IgG de 10 a 14 días después de la primera muestra, si ninguna de las pruebas virales fue positiva	Reevaluar el estado clínico del paciente. Repetir el hematocrito y, si continúa igual o tiene un aumento mínimo, continuar el goteo a razón de 2-4 ml/kg/h por 2 a 4 h más.
Tratamiento	

Administrar lactato de Ringer o Hartmann o solución salina 0,9%: 10 ml/kg en 1 h.	Reevaluar estado clínico del paciente, repetir el hematocrito y modificar la velocidad de infusión de líquidos.
Reevaluar: si persisten los signos de alarma y la diuresis es < 1 ml/kg/h, repetir carga con cristaloide isotónico 1 o 2 veces más.	
– Reducir gradualmente la velocidad de los líquidos cuando el volumen de fuga de plasma disminuya o haya finalizado la fase crítica.	

Dengue grave – Categoría C

Criterios de grupo	Pruebas de laboratorio
1. Choque o dificultad respiratoria debido a extravasación grave de plasma. Choque	Hemograma completo, RT-PCR o NS1 (primeros cuatro días de la enfermedad) e IgM/IgG (a partir del quinto día del inicio de la enfermedad). Si los resultados de las pruebas RT-PCR o NS1 son negativos, repetir IgM e IgG 14 a 21 días después de haber tomado la primera muestra. Otras pruebas según el órgano afectado, por ejemplo, transaminasas, gases arteriales, electrolitos, glicemia, nitrógeno ureico y creatinina, enzimas cardiacas, cultivos, radiografía de tórax, ultrasonografía torácica o abdominal o ambas, ecocardiograma, electrocardiograma.
Evidente por: pulso débil o indetectable, taquicardia, extremidades frías y llenado capilar >2 segundos, presión de pulso ≤ 20 mmHg: hipotensión en fase tardía.	
2. Sangrado grave: según la evaluación del médico tratante (ejemplo: hematemesis, melena, metrorragia. voluminosa, sangrado del sistema nervioso central).	
3. Compromiso grave de órganos: tales como daño hepático (AST o ALT ≥ 1000 UI), sistema nervioso central (alteración de conciencia), corazón (miocarditis) u otros órganos.	

Obtener un hematocrito antes de hidratar al paciente	Si no hay mejoría, administrar un segundo bolo con lactato de Ringer o solución salina 0,9%a 20 ml/ kg en 15 a 30 min. (a las embarazada y los adultos mayores de 65 años, 10 ml/kg). Si hay mejoría, disminuir el goteo a 10 ml/ kg/h y continuar por 1 a 2 horas. Si continua la mejoría, disminuir el goteo a 5-7 ml/kg/h, por 4 a 6 h y continuar la hidratación como se señaló anteriormente.
ABC y monitoreo de signos vitales cada 5 a 30 minutos	
Oxigenoterapia	
Iniciar hidratación intravenosa con cristaloide (lactato de Ringer o solución salina 0,9%) a 20 ml/kg en 15 a 30 min. (a la embarazada y a los adultos mayores de 65 años los bolos se administran a 10 ml/kg en 15 a 30 minutos).	
Si desaparecen los signos de choque, disminuir el volumen de líquido a 10ml/kg/h; continuar por 1 a 2 h. Repetir el hematocrito.	Si no hay mejoría repetir un tercer bolo con lactato de Ringer o solución salina 0,9%a 20 ml/kg en 15 a 30 minutos.
Si la evolución es satisfactoria, disminuir el goteo a razón de 5-7 ml/kg/h, por 4 a 6 h; continuar a razón de 3-5 ml/kg/h por 2 a 4 h, luego mantener a 2-4ml/kg/h, por 24 a 48 h.	Si hay mejoría, disminuir el goteo a 10 ml/kg/h y continuar el goteo por 1 a 2 horas. Si continua la mejoría, disminuir el goteo a 5-7 ml/kg/h, por 4 a 6 h y continuar la hidratación como se señaló anteriormente.
Repita el hematocrito. Si continúa alto en comparación con el de base, se puede continuar con cristaloide o cambiar la solución IV a coloide. Reevaluar después de la reanimación. Si se observa mejoría, cambiar a solución cristaloide 10 ml/kg/h, por 1 a 2 h y continuar la reducción del goteo como se mencionó antes.	El hematocrito que ha disminuido bruscamente y la inestabilidad hemodinámica sugieren sangrado y la necesidad urgente de tomar una prueba cruzada y transfundir sangre o derivados inmediatamente.

Pronóstico de los pacientes

El pronóstico del dengue depende de que se intervenga de una manera correcta y oportuna, la clave está en detectarla temprano y tener una comprensión de los problemas clínicos que pueden presentarse en las diferentes fases, una buena atención primaria no solo reduce el número de hospitalizaciones innecesarias, sino que también salva la vida de los pacientes con dengue. La notificación temprana de estos casos es indispensable para detectar los brotes y dar inicio a una respuesta oportuna.

Recomendaciones
- La estructura y gestión de la atención debe tener en cuenta una de las características más importantes de esta infección que es la probabilidad de cambio de la situación del paciente (signos de alarma y agravación) en pocas horas, incluso luego de la defervescencia.
- El manejo de las situaciones especiales como el embarazo y las comorbilidades debe ser individualizado y adaptado a cada situación clínica.
- El reconocimiento de los signos de alarma, dengue grave o shock debe ser de manejo habitual del personal de salud para minimizar la morbilidad y letalidad prevenible por esta entidad.
- El uso de ropa, repelente para mosquitos y mosquiteros puede ayudar a reducir el riesgo para las picaduras de mosquito que pueden propagar la fiebre del dengue, así como también se debe evitar los criaderos de los mismos, destruyendo los recipientes de agua inservibles (neumáticos usados, latas, botellas, etc), así como cubriendo y protegiendo los recipientes de agua para el consumo (tanques y otras vasijas).

BIBLIOGRAFÍA

1. organización mundial de la salud (oms). actualización epidemiológica dengue ; 2019.
2. organización panamericana de la salud dengue: guías para la atención de enfermos en la región de las américas [en línea]. 2da edición, washington dc: general publications; 2016. [citado :2020 enero 20]. disponible en: https://bit.ly/2u1pp8t
3. anlis - instituto nacional de enfermedades virales humanas, asociación argentina de microbiología, hospital muñiz, ministerio de salud y sus equipos técnicos. enfermedades infecciosas dengue guia para el equipo de salud
4. [en línea]. 4ta edición. buenos aires: dirección de epidemiología - ministerio de salud de la nación; 2015. [citado: 2020 enero 18]. disponible en : http://www.msal.gob.ar/images/stories/bes/graficos/0000000062cnt-guia-dengue-2016.pdf?fbclid=iwar1xvbakjm-lxrd5lvcehl_kaohdqqucvhtqwsw9l_fi69u_niu7btztxo0
5. frantchez v, fornelli r, pérez sartori g, arteta z, cabrera s, sosa l, medina j. dengue en adultos: diagnóstico, tratamiento y abordaje de situaciones especiales; 2016.
6. pizarro d. "fisiopatología del dengue". [publicación periódica en línea] 2014. septiembre 29. [citado: 2020 enero 17]. disponible en https://www.innovacion.cr/blog/fisiopatologia-del-dengue
7. organización panamericana de la salud (ops), organización mundial de la salud (oms). guia de bolsillo diagnóstico y manejo clínico de casos de dengue. lima, perú; 2013
8. centers for disease control and prevention, national center for emerging and zoonotic infectious diseases. manejo de casos de dengue. [publicación periódica en línea]. [citado: 2020 enero 17]. disponible en https://www.cdc.gov/dengue/resources/14_243318-b_seda-dengue-flyers_508.pdf
9. unidad de coordinación para la formulación y elaboración de guías de práctica clínica y protocolos de atención. guía para manejo clínico del dengue [en línea]. república dominicana: servicios gráficos segura s.r.l; 2015. [citado: 2020 enero 16]. disponible en http://digepisalud.gob.do/docs/vigilancia%20epidemiologica/guia%20de%20atencion/guia%20para%20el%20manejo%20clinico%20de%20pacientes%20con%20dengue%202015.pdf
10. área de orientación diagnóstica centro nacional de microbiología instituto de salud carlos iii. protocolos de la red nacional de vigilancia epidemiológica. protocolo de vigilancia de dengue [en línea]. madrid, españa. 2019 junio 26. [citado 2020 enero 16]. disponible en https://www.isciii.es/quehacemos/servicios/vigilanciasaludpublicarenave/enfermedadestransmisibles/documents/protocolos/protocolos%20en%20bloque/protocolos%20vectores/protocolos%202019/protocolo%20dengue_20190726.pdf
11. zambrano p. vigilancia y análisis del riesgo en salud pública protocolo de vigilancia en salud públicadengue dengue [en línea] colimbia. 2017 diciembre 29. [citado 2020 enero 16]. disponible en https://www.ins.gov.co/noticias/dengue/7.%20dengue%20protocolo.pdf

www.ingramcontent.com/pod-product-compliance
Lightning Source LLC
Chambersburg PA
CBHW040055250526
45473CB00042B/2415